Dankbare sommer-wind-Grüße an

Dieter für seine Geduld
Gebhardt für sein Fachwissen
Bastian für die Fehlersuche
und Hannah fürs Foto

Angela Maria Körner-Armbruster

Klinikgeschichten mit HerzBlut

sommer-wind-verlag

ISBN 978-3-9812989-1-8

Erste Auflage
© 2009 SOMMERWINDverlag Körner-Armbruster

Der Nachdruck, auch auszugsweise, ist nur mit schriftlicher Genehmigung des Verlages möglich. Die Verwendung in anderen Medien, Seminaren, Vorträgen etc. ist verboten.

Dieses Buch wurde auf chlorfrei gebleichtem, säurefreiem Papier gedruckt
Printed in Germany

RetschDruck e. K.
Inhaber: Florian Retsch, Leibnizstr. 1, 72202 Nagold

Ist Ihnen schon mal ein Buch gewidmet worden?
Nein? Mir auch nicht.
Dann passen Sie mal auf:

Ich widme dieses Buch IHNEN!

Und ich wünsche von Herzen
gute Besserung
und Geduld
und liebe Menschen
und natürlich viel Freude beim Lesen

Meine Geschichten für Sie

Die Geschichte zu den Geschichten.. 1
Die Patientin.. 2
Die Bettenzentrale... 10
In der Küche... 17
Der Narkosearzt... 23
Der Chirurg.. 29
Die Nachtschwester.. 35
Die Röntgenassistentin..41
Der Techniker.. 48
Die Diätassistentin... 54
Der Sozialdienst... 65
Die Reinigungskraft..72
Der Gärtner.. 79
Der Zivi.. 85
Die Sekretärin... 90
Beim Rettungsdienst.. 97
Am Kiosk... 104
Beim Friseur.. 115
Die Krankenschwester... 120
Im Aufwachraum... 126
Der Seelsorger..134
Der Betriebsrat.. 140
In der Näherei.. 151
In der Patientenbücherei..158
Der Lotsendienst... 167
Der Physiotherapeut.. 172
Im Labor.. 180
Der Besucher... 189
In der Cafeteria 198
An der Pforte...207
Das letzte Kapitel... 212
www.sommer-wind-verlag.de..217

Die Geschichte zu den Geschichten

Die Entstehung der „Klinikgeschichten" ist einfach.
Ich lag oft genug im weißen Bett drin und ich saß schon manches Mal daneben und habe meinem Mann und meinen Kindern oder Fremden die Hand gehalten.
Ich habe als Journalistin über Kliniken geschrieben und mit Fotos die Arbeit des Personals dokumentiert.
Und ich arbeite ehrenamtlich als Lotsenfrau und in einer Klinikbücherei. Ich kenne also das weiße Bett aus verschiedenen Blickwinkeln.
Als Bücherfrau höre ich: „Ach, die Bücher sind zu groß, zu schwer, zu dick. Haben Sie denn nichts Kurzes, Leichtes?" oder: „Wenn es ein Buch wäre, das mich in meiner jetzigen Situation interessieren würde?"
Also habe ich dieses Buch einfach selbst geschrieben! Als Patient sieht man nur wenige, die hier ihren Dienst tun, doch jeder ist ein wichtiges Puzzleteil im Gesamtbild und so erfahren Sie jetzt ein wenig über den Klinikalltag und lernen 29 Leben kennen.
29 Schicksale mit Sehnsucht und Kummer, Freude und Hoffnung reihen sich aneinander. 29 Mal stehen Zweifel und Mut und menschliche Begegnungen im Mittelpunkt.
Als Journalistin halte ich mich an Fakten - hier gibt es ein Plätzchen für anrührende Lebensgeschichten. Ich danke allen Erzählern für ihr Vertrauen und meinen geduldigen Helfern für die fachlichen Tipps. Und nun lesen Sie, wovor Rosa Angst hat:

Die Patientin

Rosa ist das erste Mal in einer Klinik.
Alles erscheint ihr fremd und sie fühlt sich hilflos. Es gibt so viele Abteilungen und Zimmer, so viele Schilder an Türen, hinter denen wahrscheinlich schmerzhafte Dinge geschehen.
Radiologie klingt nicht schlimm. Röntgen tut nicht weh. Aber Endoskopie gefällt Rosa schon nicht mehr. Einen Schlauch, ein Rohr, eine Kamera in sich zu haben gehört zwar zur modernen Medizin, aber Rosa findet die Vorstellung schrecklich und die Worte Reanimation oder Defibrillator jagen ihr eine Gänsehaut über den Rücken.
Die Patienten, die sich mit ihren piepsenden Apparaten, Schläuchen und Verbänden mühsam und mit unnahbaren Gesichtern durch die Flure quälen, erfüllen sie mit Unruhe, weil sie weiß, dass sie auch bald dazu gehören wird und weil sie nicht weiß, wo sie hinschauen soll.
Es ist nicht leicht mit fremden Menschen auf so engem Raum zu leben. Dass diese Menschen jedoch alle im Schlafanzug herumlaufen, ist für Rosa zu intim und stößt sie irgendwie ab.

Vor allem aber hat sie fürchterliche Angst, denn im schlimmsten Fall wird sie morgen nicht mehr sprechen, nicht mehr atmen und nicht mehr schlucken können. Genau betrachtet lähmt sie diese Vorstellung jetzt schon so, dass sie Atembeschwerden hat und schrecklich übel ist ihr obendrein.
„Psychisch", denkt sie. „Das ist alles psychisch. Ich muss mich einfach nur ablenken."

Zitternd sitzt sie auf ihrem Bett. Soll sie sich jetzt schon das Nachthemd anziehen? Eigentlich ist sie nicht krank. Erst morgen. Aber was soll sie tun? Aus dem Zimmer kann sie nicht heraus, weil die „Diagnostik" gemacht werden soll. Damit sind Blut abnehmen, Blutdruck messen, Temperatur messen und Gewichtskontrolle gemeint. Und der Narkosearzt will noch kommen. Also sitzt sie trübselig im schmucklosen grau-in-grau-in-beige-Zimmer mit der schlechten Luft.
Wieder nimmt Rosa das gelbe Narkoseformular zur Hand. Manches hat sie schon ausgefüllt, anderes versteht sie einfach nicht. Das Meiste hat sie sowieso schon mehrmals angegeben. Warum wird man all das Zeug gefragt, wenn es dann doch nicht in der Krankenakte erscheint? Warum kommt eine Stunde später der Nächste und fragt wieder nach Familienkrankheiten und Allergien?
Wird man sie dann morgen aus der Narkose holen und noch mal fragen, ob sie wirklich gegen Heftpflaster allergisch ist? Oder wird man einfach nur den verflixten Knoten aus der Schilddrüse schneiden und alles ist wieder gut?
Rosa fühlt sich fürchterlich hilflos und ausgeliefert und ist deshalb extrem schlecht gelaunt. Alles regt sie auf und genau das regt sie auch auf.
Dummerweise hat sie nicht nur dem Chirurgen Dutzende von Fragen gestellt, sondern im Internet nachgeschaut. Sie wollte informiert sein und alles über die Operation wissen - und nun bereut sie es bitter. Halb so schlau wäre schlau genug gewesen.
„Lagerung: halbsitzende Position mit Streckung des Kopfes. Unterpolsterung der Fersen und Knie. Halbrolle unter die Oberschenkel."

Das klingt beinahe gemütlich und freundlich. Da hat sich jemand wirklich Gedanken um die Muskeln der Patienten gemacht.

„Ihr Hals ist so schön schlank" hatte der Arzt gemeint, „das wird problemlos sein, da müssen wir auch nicht so weit überstrecken". Rosa stellt sich vor, wie zwei muskelbepackte Pfleger beherzt an ihrem Kopf ziehen und ihr einen Giraffenhals hinterlassen.

Dann wird es ernst werden. Rosas Hände mit dem Blatt zittern, ihre Mundwinkel auch.

„Bei großen Schilddrüsen wird die Muskulatur quer durchtrennt."

Ja, so wird es sein. Quer durch und zack!

„Die Schilddrüse ist wie ein Schmetterling geformt und sitzt direkt unter dem Adamsapfel. Sie ist teilweise um die Luftröhre geschlungen und hinter der Luftröhre liegt die Speiseröhre. Zwei wichtige Nerven laufen dort zum Kehlkopf und zu den Stimmbändern."

Was kann da alles schief gehen? Wenn er mit dem Skalpell nur einmal wackelt oder niesen muss oder Schluckauf bekommt oder ein Erdbeben kommt oder...

Rosa bricht der Angstschweiß aus.

Die Arbeitsanweisung hat noch weitere beängstigende Details auf Lager bis Punkt 15 endlich beruhigend verkündet: „Schichtweiser Wundverschluss und Verband."

Das Telefon funktioniert auch nicht, obwohl sie die Chipkarte aufgeladen hat. Dabei würde sie so gern stundenlang telefonieren.

Sprechen, reden, erzählen, plaudern, tratschen. Ehe sie keine Stimme mehr hat. Ob sie hier wohl ein wenig singen kann? Ist das in einer Klinik überhaupt erlaubt?

Rosas Herz rast, als wäre sie ein Langstreckenläufer und nur noch hundert Meter vom Ziel entfernt. Ihr Darm ist ebenso in Aufruhr wie sie selbst und so rennt sie schon wieder in die muffige Nasszelle. Oh wenn doch nur schon alles vorbei wäre!

„Psychisch", denkt sie zum zwanzigsten Mal. „Alles ist psychisch. Ich muss mich ablenken."

Aber wie soll eine Opernsängerin mit der Horrorvorstellung fertig werden, dass ein Hauch von Unachtsamkeit, ein halbes Millimeterchen mit dem Skalpell das Ende ihrer Karriere bedeuten kann?

„Lampenfieber, das ist einfach nur Lampenfieber" beschließt sie und will die Panik auch so behandeln und das tun, was sie immer hinter der Bühne macht, ehe sich der Vorhang hebt.

Atemübungen und etwas Tai Chi. Das Zwölfer-ein-mal-eins aufsagen. Das Lied von der Glocke kommt gleich hinterher. Dreiunddreißig Strophen sollten reichen, um auf andere Gedanken zu kommen.

Rosa ist witzigerweise gerade bei „Herein! herein! Gesellen alle, schließt den Reihen" angekommen, als es kurz und hart klopft. „Herein" kann sie gar nicht rufen, da wird die Tür schon aufgerissen.

Mit wehendem Mantel und großer Geste kommt der Narkosearzt. Mit wehender Eile und wehendem Knoblauchatem kreuzt er sich durch das gelbe Formular und redet und redet und redet. Als ob man Angst einfach wegreden kann. Noch dazu eine Angst, die schlimmer ist als Knoblauch.

Als erstes bittet er sie, den Nagellack zu entfernen. Rosa protestiert empört, doch der Arzt erklärt es ihr genau.

„Sie bekommen einen piepsenden Sensor auf den Finger gesteckt und der kommt manchmal mit Nagellack nicht zurecht, weil da kleine Glitzerteilchen drin sind. Zudem zeigt die Farbe Ihrer Fingerkuppen, ob Sie genug Sauerstoff bekommen."
Erst als er ihr erklärt hat, dass die gesamte Zeit jemand neben ihr sitzt und sogar ein Narkoseprotokoll geschrieben wird, wird sie ruhiger und hört seine ausführliche Erklärung an.
„Zu Ihrer Sicherheit werden während der gesamten Operation Ihr EKG, Ihre Sauerstoffsättigung, Ihr Puls und der Blutdruck überwacht. Und es werden die Atemgase gemessen. Wenn Sie einen komplizierteren Eingriff hätten, würde man auch die Hirnströme und den Muskeltonus kontrollieren."
Nun ballt sie wenigstens nicht mehr die Fäuste.
„Und der Schlauch? Wird er weh tun?"
Nicht nur Rosa fürchtet sich davor, die meisten Patienten schaudert bei dem Wissen, dass da was in ihrem Hals steckt.
„Ich verspreche Ihnen, dass Sie vom Einführen des Tubus in die Luftröhre nichts merken. Er wird auch wieder entfernt, bevor Sie ganz erwachen. Im Normalfall werden Sie höchstens ein leichtes Kratzen spüren oder es wird Sie an eine ganz leichte Rachenentzündung erinnern."
Oh weh, dann wird der Hals hinterher also außen und innen schmerzen. Das sind wirklich tolle Aussichten.
„Na ja, morgen früh kann er reden so viel er will, da schlaf ich tief und fest und hör ihn nicht."
Rosa muss grinsen.
„Und der Knoblauchduft wird mir dann auch egal sein."

Auch der Hektiker hat ihr Grinsen gesehen und ist erleichtert. Obwohl er schon so viele Jahre in der Klinik arbeitet, fühlt er sich bei ängstlichen Patienten unbehaglich und unsicher und redet deshalb schnell, damit er dieser Situation schnell wieder entkommt.
„Na, Sie lachen ja schon wieder. Dann kann ich beruhigt Feierabend machen. Wir sehn uns morgen früh - bis dahin alles Gute für Sie!"
An der Tür dreht er sich um.
„Sind Sie jedes Mal so aufgeregt vor einer Operation?"
Rosa blickt den Arzt mit großen Augen an.
„Das ist meine erstes Mal."
„So so, ihr erstes Mal."
Da begreift Rosa die Doppeldeutigkeit des Gesagten und beide lachen herzlich. Der Anästhesist kommt zurück und setzt sich wieder.
„Dann will ich Ihnen ein bisschen mehr erzählen. Sie bekommen heute Abend ein leichtes Schlafmittel und morgen früh ein Beruhigungsmittel. Davon wird Ihnen angenehm duselig. Nach dem Duschen ziehen Sie ein Flügelhemdchen, die Netzunterwäsche und die Thrombosestrümpfe an.
Eine halbe Stunde vor der Operation werden Sie von einer Schwester in den Vorbereitungsraum gebracht. Dort bekommen Sie noch ein grünes Zellstoffhäubchen, unter dem Sie Ihre Haare verstecken. Im OP darf kein Haar hervorschauen. Wir sehen übrigens alle auch so aus.
Nun wird es angenehm: wir decken Sie mit warmen Tüchern zu, damit Ihnen beim langen Liegen im Operationssaal nicht kalt wird.
Danach kommt das Aufregendste: die Schleuse. Ein Rollbrett wird zwischen Sie und die Matratze geschoben und

Sie werden ein paar Zentimeter angehoben. Das Brett bringt sie auf die andere Seite der Schleuse auf ein Schneewittchenbett und Sie liegen wieder einigermaßen bequem - zumindest so lange, bis ich auftauche.
Sie bekommen eine Nadel für die Narkose in die Hand und wir unterhalten uns, bis der Chirurg fertig ist. Wenn er Sie begrüßt hat, wird es Zeit für die Narkose."
Rosa seufzt tief und wendet den Blick ab.
Dr. Braun seufzt auch ein wenig und wartet, bis sie ihn wieder anschaut.
„Es ist nicht schlimm. Das Mittel macht Ihren Arm warm und dann Ihren ganzen Körper und Sie fühlen sich wie im schönsten Urlaub - und dann schlummern Sie einfach ein. Wenn Sie es wünschen, hält jemand Ihre Hand dabei. Ich verspreche Ihnen, dass Sie keine Minute allein sein werden."
Prüfend schaut er seine besorgte Patientin an.
„Wirklich nicht?"
Rosa ist immer noch misstrauisch.
„Wirklich nicht."
„Und danach?"
Dr. Braun schaut einem piepsenden Vogel auf dem Fensterbrett zu. Rosa hat wirklich viele Fragen.
„Danach wachen Sie natürlich wieder auf. Sie verlassen den OP erst, wenn Sie auf Ihren Namen reagieren und kurz mit uns gesprochen haben. Dann lassen wir Sie weiterschlafen und bringen Sie über eine andere Schleuse in den Aufwachraum."
Rosa entspannt sich.
„Und was mach ich dort?"
Der Arzt versucht ein Grinsen.

„Aufwachen, was sonst? Dort ist wieder eine Schwester, die ständig kontrolliert wie es Ihnen geht und Sie auch nach Ihren Schmerzen fragt. Und irgendwann, nachdem ich noch mal mit Ihnen gesprochen habe, dürfen Sie wieder zurück in Ihr Zimmer."
Rosa nickt.
„Alles klar? Oder fällt Ihnen noch eine Frage ein?"
Rosa lächelt zaghaft.
„Eine noch. Wie lange wird das alles dauern?"
„Sie werden vor dem Frühstück geholt und wenn die anderen zu Tisch gehen, sind Sie wieder zurück. Mittagessen gibt es für Sie allerdings noch nicht. Nach zwei Stunden ein wenig Tee, danach einen Zwieback. Wenn Ihnen davon nicht übel wird, bekommen Sie abends schon eine Suppe. Wir lassen Sie nicht verhungern, das verspreche ich Ihnen. Und wenn Sie ausgeschlafen haben, bekommen Sie von mir noch mal Besuch. Ich frage Sie nach Übelkeit und Schwindel und der Chirurg erklärt Ihnen, wie der Eingriff verlaufen ist. Alles klar?"
„Alles klar! Danke, dass Sie sich so viel Zeit für mich genommen haben."

Nun ist Rosa frei. Sie meldet sich bei der Schwester ab und geht hinaus in den Park wo es keine Nasszelle und keinen Klinikgeruch, keine weißen Kittel und Schlafanzüge und keine Infusionsständer und vor allem kein Nachttischchen mit Schmierflecken gibt.

Die Bettenzentrale

„Hab ich die Nutellaflecken eigentlich abgewischt oder nicht?"
Je länger Sabine darüber nachdenkt, desto sicherer ist sie, dass sie das Nachttischchen nicht fertig gereinigt hat.
„Ich sollte heimgehen. Heim und dann ganz weit weg."
Statt eines Koffers hat sie jedoch einen Eimer mit Desinfektionsmittel in der Hand und statt einem hübschen Sommerkleid trägt sie eine gelbe, stinkende Gummischürze über ihrer hellgrünen Klinikkleidung.
Was würde es ändern? Auch am Ende der Welt könnten sich ihre Sorgen nicht in Luft auflösen, denn ihren Bruder Ronny, der oben auf Station drei liegt und inzwischen das zweite Bein und den sechsten Finger amputiert bekam, kann sie nirgendwo vergessen. Dass Geschwister so verschieden sein können?
Sie selbst hat nie eine Zigarette angerührt und predigt und jammert, weint und diskutiert seit drei Jahren bei jeder Zigarette, die der Bruder sich zwischen die Lippen klemmt.
Es sei eh schon egal, meint Ronny nur und findet das Leben sinnlos. Er hat keine Freundin, keine Arbeit, keine Wohnung. Nur noch Fernsehen und Nikotin. Und natürlich seine hilfsbereite Schwester, die ihn aufgenommen hat, als sich alle anderen leise und unauffällig zurückgezogen hatten.
Die ersten Freunde waren gegangen, als er betrunken einen Radfahrer überfahren hatte. Die nächsten folgten, als er wie von Sinnen während der Verhandlung den Richter angegriffen hatte. Die letzten verabschiedeten sich, als er ohne Führerschein weitergefahren war. Keine hatte mehr Verständnis, keiner hatte mehr Geduld.

Wie lange wohl Sabine noch bleibt? Sabine, die Ruhige. Die Brave. Sabine, die gerade Kaugummireste von einer Nachttischschublade kratzt und stets still ihren Dienst tut und so gut wie nie eigene Ansprüche hat. Sabine, die so geduldig alles mit ihm teilt und sich selbst nichts mehr gönnt. Eigentlich hat sie sich nie etwas gegönnt.

Wie hat das alles eigentlich angefangen? Nach dem Unfalltod der Eltern hatte sie notgedrungen die Schule abgebrochen und eine Lehre begonnen. Ronny machte mit vielen Fehlzeiten und einer Extraportion Glück seinen Realschulabschluss und Sabine versuchte mit ihrem kleinen Lehrlingsgehalt die „soziale Hilfe" aufzubessern.
Während Ronny mit zwielichtigen Freunden Billard spielte und aus Jux eine Tankfüllung nach der anderen verfuhr, ging seine Schwester abends in der Nachbarschaft putzen oder passte auf greinende Kinder auf. Spaß machte das nicht, aber es brachte Geld und das gute Gefühl, das Leben doch irgendwie zu meistern.
Kein Preisausschreiben ließ sie aus und scheinbar war eine enorme Menge von Glücksfeen für sie verantwortlich, denn Sabine gewann überdurchschnittlich oft. Einen Toaster, einen Nassrasierer und eine Bettwäsche. Eine Kaffeemaschine, einen Wok und eine Packung Wegwerfwindeln. Während sie der Mutter eines lauthals brüllenden Babys die Windeln verkaufte, zerstach Ronny mit einem Messer an einem Porsche die Reifen.
Wenn Sabine Besuch hat - was sehr selten vorkommt - schafft Ronny es problemlos, diesen nachhaltig zu vergraulen. Wenn Sabine arbeitet, durchwühlt er die kleine Wohnung und sucht das Ersparte. Viel ist es eh nicht, aber

Sabine weint jedes Mal bitterlich, wenn das Versteck leer und sie selbst wieder um eine Hoffnung ärmer ist. Stellt sie ihn kreuzunglücklich zur Rede, schlägt er sie. Als sie das dritte Mal mit einem blauen Auge zur Arbeit kam, war sie ihre Stelle los denn solch ein Veilchen macht auch im Blumengeschäft keinen guten Eindruck.
Nach vielen Fehlversuchen beim Arbeitsamt war sie im Untergeschoss der Klinik gelandet. Ungelernte Kräfte mit wenig Zukunft, wenig Deutschkenntnissen und vielen Träumen säuberten rechts und links von ihr Betten und Nachttische.
Am Anfang gelang es ihr kaum, den Brechreiz zu bekämpfen, wenn sie die Wäsche mit den Blutspuren und Eiterflecken abzog. Wer hatte darin gelegen? Ein Patient mit einem Verkehrsunfall oder einem Blinddarmdurchbruch? Ein weinendes Kind oder eine sterbende Großmutter?
Zum Ekel kamen noch die Albträume, weil sie nicht aufhören konnte, über die Krankheiten und Schicksale der Patienten nachzudenken. Es hatte Monate gedauert, bis sie sich daran gewöhnt hatte.

Was ist nur aus ihrem Leben geworden? Eigentlich wollte sie Hotelfachfrau werden. Doch statt Zimmerdienst und Rezeption, Bar und Küche hat sie nur diesen Keller mit den ewig brummenden Neonröhren kennen gelernt. Sonne und Regen, Frühling und Winter vergehen, ohne dass sie es wirklich wahrnimmt. Genauso vergeht ihr Leben. Hat ihr Bruder wirklich Recht? Rauchen, damit es schneller zu Ende geht?
Zornig wischt sie mit dem Ärmel die Tränen ab. Noch mindestens eine Woche hat sie die Wohnung für sich allein,

ehe Ronny entlassen wird. Sie wird nicht getriezt, nicht beschimpft und nicht geschlagen. Vielleicht steigt sie heute Abend nicht zum ewig mäkelnden Bruder in den dritten Stock hinauf, sondern stellt ihre immer kalten Beine in ein Senfbad.
Gemahlenen schwarzen Senfsamen hat schon die Großmutter bei drohenden Erkältungen und kalten Füßen verwendet. Nach einer Viertelstunde sind die Füße warm und das Leben sieht wieder rosiger aus. Wie rosig wäre es erst, wenn Ronny bei jemand anderem unterkäme?

Sabine rollt das nächste Bett herein, zieht die Wäsche ab und versucht nicht ins Erbrochene zu fassen. Der Pfarrer hatte am Sonntag gepredigt, jeder müsse klaglos sein Kreuz auf sich nehmen. Stimmt das? Der Pfarrer ist alt, seine Haushälterin liest ihm jeden Wunsch von den finster blickenden Augen ab und Sabine hätte gern zwei Dinge gewusst: Was für ein Kreuz hat der Pfarrer zu tragen und was würde er zu Ronny sagen? Fromme Worte halfen ihr jedenfalls nicht weiter.

Wenn sie wenigstens in Berlin wohnen würde und ein Glückskind wäre! Dort hatten nämlich zwei Polizisten das sichergestellte Geld eines Raubüberfalls aufs Dach des Streifenwagens gelegt, dort vergessen und bei der anschließenden Fahrt aufs Revier verloren. Natürlich hofften die beiden Helden nun vergeblich auf einen ehrlichen Finder.

„Wahrscheinlich würde ich es doch nicht behalten" überlegt Sabine. „Ich hab ja auch neulich die goldene Uhr aus der Nachttischschublade zu meinem Chef gebracht und nicht in meiner Tasche verschwinden lassen." Ihr Bruder nannte sie natürlich treudoof und machte tagelang Pläne, was er mit dem Geld für die Uhr alles getan hätte und welche Schätze er nun sein eigen nennen würde.

Ja, treu ist sie ihm, aber ist sie auch doof? Wahrscheinlich schon. Sie nimmt alles Unangenehme auf sich, damit Ronny es angenehm hat und bekommt doch nie einen Dank. Wenn er wenigstens mal lächeln oder loben würde. Wenn er seine Anerkennung zeigen würde. Aber nein, er kann nur fordern und schreien.

Sie steht hier unten und atmet das scharfe Putzmittel ein und er liegt oben im Bett und schaut den ganzen Tag nach links oben. Links oben hängt nämlich das Fernsehgerät und dort gibt's Gerichtsshows und Familienshows und Kochshows und Musikshows.

Mit diesem öden Kram blendet Ronny sein eigenes verpfuschtes Leben aus und bringt es tatsächlich fertig zu Sabine zu sagen: „Wenn du was taugen würdest, wärst du auch in einer Show und würdest dort absahnen."

Sabine war damals tief verletzt gewesen und hatte die halbe Nacht wach gelegen und darüber nachgedacht, ob wirklich nur derjenige „etwas taugt", der auch zu Geld kommt.

Ist es tatsächlich erstrebenswert, so reich zu sein wie eine amerikanische Sängerin, die ihrem Baby einen brillantenbesetzten Breilöffel gekauft hat? Macht es glücklich, rasch zum Kaffeetrinken nach Paris zu fliegen und nach Mailand zum Friseur und abends nach Timbuktu zu einer Party?

„Oh Sabine, hör mal zu, das ist mein Lieblingslied!"

Verena stellt das Radio lauter und singt vergnügt mit.
„Geh deinen Weg in das Leben hinein. Geh Deinen Weg, jeder geht ihn ganz allein. Geh Deinen Weg, schaue nie zurück sondern suche Dir irgendwo Dein Glück."
Als das Lied zu Ende ist, hat Sabine Tränen in den Augen. Die Kollegin sieht es, kommt herbei und nimmt sie in die Arme.
„Hei, das ist doch ein schönes Lied - warum weinst du denn?"
Sabine wird von heftigem Schluchzen geschüttelt und Verena versteht nur mühsam ihre Erklärung.
„Und was mach ich, wenn ich gar nicht weiß, welches mein Weg ist und wenn ich gar nicht mehr dran glaube, dass ich mein Glück finden kann?"
Verena schweigt betroffen. Sie mag die stille Kollegin und arbeitet gut und gern mit ihr zusammen. Nie haben sie Meinungsverschiedenheiten, immer kommen sie prima klar. Nun macht sie sich Vorwürfe, dass sie von Sabines Seelenschmerz nichts bemerkt hat. Behutsam streicht sie ihr über den Rücken.
„Ach du, in einer halben Stunde ist Feierabend und dann kommst du mit zu mir. Ich hab vom Sonntag noch Apfeltorte mit Streuseln, die lassen wir uns schmecken. Und dann erzählst du mir, was da für Felsbrocken rumliegen, dass du deinen Weg nicht mehr siehst. Einverstanden?"

Sabine schaut ungläubig auf. Verenas Zuwendung ist so direkt, so ehrlich, so wohltuend. Plötzlich versteht sie selbst nicht mehr, warum sie der Kollegin nicht schon lang von ihren Sorgen erzählt hat. Vielleicht wäre dann alles leichter zu ertragen? Sie atmet tief durch, holt ein

Taschentuch und schneuzt sich kräftig.
„Ja, ich glaube, es tut mir gut, wenn ich alles erzählen darf. Du musst nur ein wenig Geduld mit mir haben - ich bin nicht so geübt darin, über mich selbst zu sprechen."
In hohem Bogen wirft sie das Taschentuch in den Mülleimer und summt vorsichtig: „Geh deinen Weg..."

In der Küche

Kopfschüttelnd sitzt Rosa über dem Speiseplan. Was soll sie für morgen bestellen? Es gibt Rosenkohl, Kartoffelbrei und Bratwürstchen. Oder Esterhazybraten mit Kroketten und Karottensalat. Und für Vegetarier wird ein Kartoffel-Lauch-Eintopf angeboten.
Super. Rosa legt den Plan weg. Sie mag keine Kartoffeln. Also bestellt sie wieder mal Joghurt und Quarkspeise und Fruchtsalat und Spargelcremesuppe. Dann ist das Schlucken auch nicht so schmerzhaft. Appetit hat sie eh keinen und Hunger schon gleich gar nicht.
Gestern war sogar eine Köchin gekommen und hatte gefragt, warum Rosa nichts „Richtiges" auswählt. Sie war sehr freundlich gewesen und hatte vermutet, dass Rosa kein Deutsch kann und einfach irgendwas ankreuzt. Rosa freute sich, dass die Köchin mitgedacht und den Weg auf sich genommen hatte. Selbstverständlich ist das gewiss nicht.

Nun, Jessica ist einerseits ein hilfsbereites Mädchen und andererseits war es eine prima Möglichkeit gewesen, aus der Küche zu fliehen. Sie hat so prächtige Laune und die Kollegen sind alle so mies drauf. Sie kann das ewige Jammern und Nörgeln nicht mehr ertragen. Können oder wollen die nur den Regen und nicht die Sonne sehen?
Heute pfeift Jessica besonders laut vor sich hin. Noch vier Stunden, dann wird sie mit einer Tageszeitung in der Hand in der „Flotten Nudel" sitzen.
Das ist ihr Lieblingsbistro und die Tageszeitung ist nicht zum Lesen gedacht. Auch nicht zur Fliegenjagd. Sie ist das

verabredete Erkennungszeichen für „Lebensfroher Koch will dir deinen Lieblingsnachtisch servieren!"
Mit ihrer Freundin Anja hat sie schon Hunderte von Kontaktanzeigen gelesen und dabei viel Spaß gehabt. Eigentlich macht das Sortieren beinahe mehr Spaß als die Antwort und die Verabredung selbst.

Anja hat eine tiefe Abneigung gegen alle flotten Krebse und charmante Widder. Auch der fröhliche Steinbock und der treue Stier, der ein rotes Tuch sucht wird bei ihr sofort überblättert.
In ihrer ersten und wohl auch letzten eigenen Anzeige hatte sie geschrieben: „Ich wate im Teich und küsse Frösche - aber langsam habe ich kalte Füße und Schwimmhäute und ein Prinz ist nicht in Sicht."
Die militanten Tierschützer, die sich daraufhin empört zu Wort gemeldet hatten, fielen sofort durchs Sieb und der Kater, der seine Mausi fressen wollte kam gleich hinterher.
Jessica streicht als erstes alle Lokalpatrioten. Die rheinische Frohnatur führt die abschreckende Liste an. Sie will auch keinen Stuttgarter Fußballspieler, keinen fantasievollen Heilbronner und glaubt weder an gebildete Berliner oder multikulturelle Kölner.
Anja wünschte sich zumindest ein Wochenende mit dem geselligen Wiener und dem vitalen Münchner, weil ihr die Städte so gut gefallen.
Entgegen aller Vernunft wollten sie den einfühlsamen singenden Franzosen, den weltoffenen kochenden Pariser und als dritten Europäer einen humorvollen Spanier mit Gitarre und einem kleinen eitlem Dali-Bärtchen genauer ansehen.
Der Franzose schickte umgehend und überaus einfühlsam

eine Auswahl an Aktfotos und forderte den Gegenbeweis, den Jessica und Anja schuldig blieben. Der Pariser blieb tatsächlich über Nacht in der Stadt - allerdings nicht bei den beiden Mädchen, sondern in der Ausnüchterungszelle der Polizeiwache. Auch der Spanier hat geschlafen. Und zwar während Anja und Jessica das Fondue zubereiteten. Danach war er nicht mehr wach zu kriegen.
So viel also zu smarten Europäern. Auf einem Extrastapel haben sie alle Männer mit gewissen Ansprüchen gesammelt: Zierlicher süßer Fratz, blonder Engel, Frau aus geordneten Verhältnissen. Künstler sucht Muse - da sieht sich Anja bereits als ein bibberndes Aktmodell, das sich in einer schlecht beheizten Dachkammer eine Bronchitis holt. Dann doch lieber den ehrlich-witzigen Kerl, der bekennt: „Ich liebe Rubensfrauen - aber ich kann nicht malen!"

Jessica wirft zehn Kilogramm Bandnudeln ins sprudelnde Wasser und grinst. Bandnudeln hatte sie mit dem blonden Romantiker gegessen, der wünschte: „Ich möchte beim Einschlafen deinen Herzschlag spüren!" Er hatte ihr zum Nachtisch schwülstige Mörikegedichte vorgelesen und sie anschließend mit der Rechnung sitzen lassen.
Da beschloss sie, mit keinem Kerl mehr essen zu gehen. Ein Spaziergang im Abendrot war viel besser - vor allem, wenn sich die Verabredung als nicht besonders attraktiv erwies. „Naturbursche sucht Bergfee" war nur für den Mondschein geeignet. Natur waren auf jeden Fall seine abstehenden Ohren, die sie sogar bis zum nächsten Vollmond betrachtete. Doch dann meinte er, sie sei nicht kompromissbereit und bindungsfähig genug für ihn und verschwand auf Nimmerwiedersehn in der Dunkelheit.

Währenddessen hatte Anja sich einen ausgeflippten Jeanstyp geangelt, der selbstbewusst behauptete, ein extrem attraktiver Adonis mit Stil und Niveau zu sein. Natürlich hatte sie keinerlei ernsthafte Erwartungen an diesen Tag und rief ihn nur an, weil ihr noch nie ein griechisch-römischer Gott in Natura begegnet war.
Adonis sah sich allerdings beim Minigolfspiel so oft nach einem rothaarigen Häschen um, dass Anja sich still davonschlich und kichernd überlegte, ob und wann der Herr mit Stil und Niveau ihren Abgang bemerkt hatte.
Seither hat sie weder spirituelles Interesse noch plagt sie die Sehnsucht nach einem nicht bissigen, aber dafür 130 Kilogramm schweren Steppenwolf, der womöglich noch mit Cabrio, Yacht und Villa protzt und nur ein gutgeschminktes Aushängeschild sucht.
Bei der Villa würden Jessica und Anja durchaus schwach werden, denn da wäre sicher ein Garten dabei in dem man zarte Kohlrabi und süße Himbeeren anpflanzen könnte. Aber Villa klingt eben mehr nach edlen Landhausmöbeln und toskanischer Tischwäsche. Nach riesigen Terracottakübeln mit duftenden Kräutern. Schlicht gesagt: ein unerreichbarer Traum für eine Küchenhilfe.

Während sie fünf Kilo Zwiebeln in einen Berg kleiner Würfelchen verwandelt, träumt sie weiter von ihrem Koch. Sie hat keine Ahnung, ob er in einer Frittenbude oder in einem berühmten Fünfsternepalast Köstliches brutzelt. Soll sie wirklich von ihrer Krankenhausküche und den Meinungsverschiedenheiten mit der Diätassistentin erzählen? Und ehrlicherweise auch, dass sie nach dem Bau der neuen Großküche keinen Job mehr haben wird?

Lieber nicht, sonst denkt er, sie ist eher auf einen Job in seiner Küche als auf einen Platz in seinem Herzen scharf.

Die Tränen rinnen übers Gesicht und auf den Zwiebelberg. Rechts von ihr jammert Richard wegen seiner Krampfadern und links erklingt die tägliche Litanei von Ludmillas undankbaren Kindern. Im Hintergrund keift übellaunig der Chef und über allem schwebt die Heimatmelodie mit einem kleinen Edelweiß an der prallen Sennerinnenbrust. Nur Jochen hat gute Laune, wendet beinah zärtlich seine 211 Bratwürste und lächelt unablässig.

So, die letzte Zwiebel ist erledigt und Jessica nimmt sich den Karottensack vor. Bis 25 Kilo Karottenraspel fertig sind, wird sie ihren Starkoch erträumen. Tageslichttauglich soll er sein und lebensbejahend, denn einen Jammerer will sie nicht ertragen müssen. Knackig und gutaussehend wären zwar nette aber leider auch vergängliche Beigaben und so legt Jessica mehr Wert auf Vertrauen und Respekt.
Zuverlässig, ehrlich und offen muss er sein und vor allem unkompliziert. Keiner, der alles endlos diskutiert. Keiner, der dauernd von Selbstverwirklichung redet und damit den Stammtisch meint und seine breiten Anlehnschultern sollen nicht über einem feisten Bierbauch schweben.
Mehr nicht. Ist das schon zu viel verlangt? Oder hat sie durch die vielen Kinofilme etwa total falsche Vorstellungen?
Sie selbst ist schließlich auch ein normales Mädchen mit normaler Figur und normalem Aussehen. Sie hat kein Blendaxlächeln und will keine Rosensträuße und kein Champagnerbad. Sie braucht kein Wellnessgetue und keinen

Nervenkitzel – sondern einfach nur einen Mann, bei dem sie ins Bett krümeln darf und der mit ihr gemeinsam das Alltagsgrau gegen Himmelblau tauscht.

„Jessica, kannst du mir einen Gefallen tun?"

Jochen ist unbemerkt im ganzen Küchenchaos neben sie getreten und brüllt nun gegen die Raspelmaschine an.

„Ich hab heut Abend eine Verabredung. Und weil es das erste Mal ist, möchte ich vorher noch zum Frisör."

Jessica grinst. „Ich hab auch ne Verabredung - aber ich find mich schön genug. Geh nur, ich mach alles fertig. Und viel Glück auch!"

Jochen tippt mit dem Zeigefinger an seine Kochmütze. „Danke, kann ich brauchen. Ich bin so was von aufgeregt!"

Er blickt nach links und rechts und kommt näher.

„Es war nämlich eine Kontaktanzeige und ich hab fürchterliche Angst, dass es so eine Intellektuelle ist, die dauernd irgendwelche Leute zitiert, die ich nicht mal kenne. Oder eine aufgetakelte Emanze, die auf manikürten Händen getragen werden will."

„Na, stark genug bist du ja" verteilt Jessica ein kleines Kompliment. Dann stutzt sie. Koch? Kontaktanzeige? Gibt es solche Zufälle?

Und dann hört sie die stets quietschvergnügte Spülhilfe über den Kochtopf rufen: „Jochen, du wolltest doch für heut Abend eine Tageszeitung haben? Ich hab sie dir auf deinen Spind gelegt! Vielleicht bringt sie dir das erhoffte Glück?

Der Narkosearzt

Günther ist erleichtert. Nun hat die Opernsängerin ihre Angst doch noch in den Griff bekommen. Gestern Nachmittag war er mit ihr das gelbe Anästhesieformular durchgegangen und sie sprachen über Familienkrankheiten, Allergien und frühere Operationen.
Da hatte sie gezittert und kaum sprechen können. So sehr fürchtete sie um ihre Stimmbänder und zudem sorgte sie sich, dass niemand ihren Schlaf beobachten würde.
Erst als er ihr erklärte, dass die gesamte Zeit jemand neben ihrem Kopf sitzt und sogar ein Narkoseprotokoll geschrieben wird, war sie ruhiger geworden und als er sie verließ, konnte sie sogar schon wieder lächeln.

Nun schläft sie tief. Ihr Blutdruck ist bei 110/80, der Puls bei 65, die Sauerstoffsättigung ist prächtig und Günthers Gedanken wandern zur ersten Patientin des Tages zurück.
Zwei Stunden hatte er gestern mit Frau Schiller geredet und sie hatten so die erste Stunde seines Feierabends gemeinsam verbracht, ohne dass sie etwas davon ahnte.
Ruhig und gefasst hatte sie alle Fragen beantwortet und schon nach wenigen Minuten brauchte Günther ein weiteres Papier, das er dem Standardformular beifügte.
Polypen, Gehirnerschütterung, eine komplizierte Unterschenkelfraktur, ein Blinddarmdurchbruch. Und das alles noch in der Grundschule.
Ein Milzriss, eine Hepatitis-B-Infektion. Danach zwei Ausschabungen und eine Eileiterschwangerschaft. Da war sie schon Mitte zwanzig. Zum Glück brachte sie danach zwei gesunde Jungs zur Welt.

Vier Jahre später starb ihr Vater an Magenkrebs, im Jahr darauf bekam die Mutter einen Herzinfarkt. Als die Kinder gerade den Schulwechsel hinter sich hatten, starb ihr Mann bei einem Verkehrsunfall mit einem Geisterfahrer. Und jetzt ist da der Magenkrebs.
Mitleid will sie keines. Inzwischen ist sie 47 Jahre alt und hat gelernt, ohne fremde Hilfe zurechtzukommen. Die großen Knoten und die Metastasen erwähnt sie weniger als die Schwiegermutter, die vor zwei Wochen wegen eines schweren Schlaganfalls in derselben Klinik eingeliefert worden war und dass sich der demente Schwiegervater in der Kurzzeitpflege leider überhaupt nicht zurechtfindet.

Da hatte Günther schon nicht mehr recht gewusst, was er sagen sollte und mit brüchiger Stimme nach den Kindern gefragt.
„Denen geht es gut. Stefan ist wieder von den Drogen losgekommen und Jan hat sich mit den Narben von seinem Grillunfall auch ganz gut arrangiert."
Da war es um seine Fassung geschehen.
„Warum ist das Leben nur so schrecklich unfair?"
Die Patientin hatte ihn sanft angeschaut und nach einem kleinen Zögern ihre kühle Hand tröstend auf seinen Arm gelegt.
„Unfair? Darüber hab ich nie nachgedacht. Es ist halt mein Leben."
Und dann sollte er aus seinem Leben erzählen.
„Nun haben Sie mich wie eine Zitrone ausgequetscht und wissen so viel von mir - damit das nicht ungerecht ist, darf ich jetzt mal die Fragen stellen. Stimmt es, dass alle Narkoseärzte beten, ehe sie die Spritze geben?"

Darauf wusste Günther beim besten Willen keine Antwort und statt dessen erzählte er ihr von seiner Begeisterung wegen des technischen Fortschritts, von der Faszination des menschlichen Körpers und von den verbesserten Narkosemitteln.
„Früher hat man drei Tage lang erbrochen und war wackelig auf den Beinen - heute kann man minutengenau dosieren und die Patienten sind am selben Tag wieder fit."
Und irgendwie hatte er auch den Mut, von seiner Aufregung im ersten OP-Jahr zu berichten und dass er in der Nacht oft schreiend aufgewacht war, weil er Angst vor einem Kreislaufversagen oder einer allergischen Reaktion hatte.
Er versuchte ihr die leicht angespannte Betriebsamkeit im Operationssaal zu schildern und dass es dort keineswegs so still zugeht, wie sich Außenstehende das denken.
„Allein das Klappern der Klammern und Pinzetten, der Wundhaken und Arterienklemmen ist ziemlich geräuschvoll. Dann wird abgesaugt und die Monitore geben Geräusche von sich und dauernd piept etwas – gut, dass Sie schlafen und unseren Krach nicht hören!"
Sie hatte ein wenig geschmunzelt.
„Sie lassen sich vom Krach doch nicht ablenken, oder?"
„Nein, wir sind alle sehr konzentriert und jeder Handgriff ist Routine. Und falls jemand tatsächlich irgendwie irritiert ist, passen die anderen auf ihn auf. Wir sind ein super eingespieltes Team und können uns voll aufeinander verlassen."

Jetzt ist es vierzehn Stunden später und Günther versucht bei einem Glas Rotwein, diese vom Schicksal ununterbrochen gebeutelte Frau aus seinen Gedanken zu schieben.

Es tut ihm einfach nicht gut, wenn er sich zu sehr mit dem Leben seiner Patienten beschäftigt. Aber, dass Frau Schiller mit so vielen Herausforderungen fertig werden muss und er selbst hat außer einer Mittelohrentzündung noch niemals Schmerzen gehabt, erscheint ihm in höchsten Maße unfair.

Schluss jetzt mit Schmerzen und Klinik! Günther greift nach seinem Teller. Eine Scheibe Südtiroler Fladenbrot mit irischer Butter und hauchdünnem Aostaschinken liegt darauf und sieht überaus appetitlich aus.
Auf dem Tisch liegt eine Liste. Zwölf Sachen stehen drauf, zehn davon sind durchgestrichen. Seit Tagen grübelt er vergebens, was für seine verwöhnte Schwester ein passendes Geschenk zum 50. Geburtstag sein könnte.
Einen Tandemsprung schenkt schon der Herr Gemahl und eine Weinprobe im Elsass die Kolleginnen. Zu Weihnachten hatte sie sich einen Sushi-Kochkurs gewünscht und auch bekommen.
Wie wäre es mit einem Nachmittag im Hochseilklettergarten, damit sie mal so richtig feuchte Hände bekommt? Dann könnte sie gleich wieder nach einer Wellnessmassage hecheln.
Ein Golfkurs wäre nicht schlecht, dann könnte ihr Hirn durchgepustet werden. Oder einen Tauchkurs, dann würde sie wenigstens eine Zeit lang den Mund halten. Unter-Wasser-Ideen sind sowieso gut.
In einem Institut in Florida kann man für akzeptables Geld neu entdeckte Lebewesen nach seiner Liebsten benennen. Die giftige Elke-Alge - das wäre ein wirklich passendes Präsent für die giftige Schwester.

Für einen Olivenbaum in Israel ist sie jedenfalls nicht friedlich genug. Andererseits könnte sie unter dem Baum auf dem steinigen Boden für den Rest ihres Lebens ihr Zelt aufschlagen, denn es wäre für alle das Beste, wenn sie wieder ginge. Dorthin wo der berühmte Pfeffer wächst. Oder einfach nur dort hin, wo sie die letzten zwei Jahre gewesen war.
Es waren herrliche Jahre gewesen, in denen die ganze Familie heiter und gelassen lebte und arbeitete und Feste feierte.
Man hatte gekonnt verdrängt, dass es da noch ein weiteres Kind gibt. Ein schwarzes, ein tiefschwarzes Schaf. Eines mit einem lästerlichen Dickkopf und einer äußerst boshaften Fantasie. Ein schwarzes Schaf, das nur auf sich schaut. Das ständig futterneidisch ist und immer an erster Stelle kommen will. Am besten kann das Schaf allerdings lügen und die Geschwister gegen die Eltern aufhetzen. Es klappt natürlich auch andersrum problemlos.
Und nun kommt dieses Schaf nach zwei Jahren aus Tansania wieder und alles ist beim Alten. Elke hat es lässig geschafft, innerhalb von zehn Tagen Zwietracht zu säen und Zweifel zu schüren. Was sie allerdings nicht schafft, ist den Mund zu halten und ihre Gemeinheiten für sich zu behalten. Ungefragt gibt sie ihre lächerlichen Ratschläge, urteilt vorschnell über Situationen und wertet und bewertet alles und alle.
Günther gießt sich noch einen Finger breit vom Franzosen nach und schließt die Flasche in den Schrank.
Elke und Magenschmerzen, Elke und Schweißausbrüche, Elke und Zähneknirschen. Ehrlich und mutig wäre es, ihr gar nichts zu schenken, weil es eh nicht von Herzen kommt.

Und schon wieder kommt ihm Frau Schiller mit dem sanften Lächeln in den Sinn. Die hat garantiert noch nie eine Weinprobe oder einen Tandemsprung gemacht und wäre wahrscheinlich hellauf entsetzt, wenn ein Seestern ihren Namen bekäme. Gewiss würde sie lieber beim Sonnenuntergang ein belegtes Brot mit Ei verspeisen und dann im Fackelschein nach Hause wandern.

Günther trinkt den letzten Schluck. Schon Zehn Uhr, schon wieder ein Tag um. Er spült Glas und Teller, gönnt sich noch eine Betthupferl-Salami und überlegt wie jeden Abend: „Was war heute das Schönste für mich?"

Manche Tage sind so angefüllt mit dröger Routine, dass ihm zurückblickend nichts Herausragendes einfällt, aber heute fällt ihm die Entscheidung leicht.

Das herzerwärmendste war eine kleine Stupsnasenprinzessin mit Sommersprossen gewesen, die vertrauensvoll gefragt hatte: „Singst du mir was vor, bis ich eingeschlafen bin?"

Der Chirurg

Jochen steht pünktlich wie jeden Morgen am Waschbecken. Er bürstet sich sorgfältig die Fingernägel, weil er gestern Abend Nachbars Hund gekrault hat und nimmt die dreiminütige chirurgische Handdesinfektion vor. Ab und zu nickt er zur Begrüßung, hört mit einem Ohr auf das Plaudern der Kollegen.
Er ist hochgewachsen, strohblond und sehr korrekt. Mehr noch als korrekt jedoch ist er zurückhaltend. Die anderen sagen, er sei kühl und sachlich. Manche nennen ihn gar gefühllos. Das sagen sie natürlich nicht direkt zu ihm, aber er weiß es trotzdem.
Trotz seiner Zurückhaltung vertrauen ihm die Patienten. Seine graublauen Augen blicken stets ruhig auf sie, sein Händedruck ist warm und fest. Wenn er spricht, hört jeder zu. Man schätzt seine Besonnenheit und Zuverlässigkeit.

Keiner weiß, dass er vor einem Jahr noch in einer Nervenklinik war. Nicht als Arzt. Über Nacht war er dort hingekommen und hatte lange gegen seine Depressionen gekämpft. Viele Tablettenschachteln später hatte er sich in der kleinen Stadt beworben. Nur für die Innere. Magen, Leber, Darm. Ab und zu eine Milz.
Keiner weiß, dass er aus völlig verzweifelt Berlin geflohen ist. Dass er mit dem Tod und seinen Varianten nicht mehr leben konnte und auch nicht mehr mit den Grausamkeiten, die er in seinem Dienst zu sehen bekam.
Chirurgische Ambulanz in Kreuzberg - das ist mehr als nur Alltag. Da passiert mehr, als ein Mensch ertragen kann und der Dienst geht an die Grenzen des Belastbarkeit.

Dort sieht man Verletzungen von stumpfen Gegenständen bei Frauen. Schlagringspuren bei Drogensüchtigen. Messerlöcher bei Kleingangstern. Brandwunden bei Verrätern. Und in den vergangenen Monaten kamen immer mehr misshandelte Prostituierte und überfallene Touristen. Dazu Babys, die schon mit 1,2 Promille geboren werden.
Am meisten bekümmerten ihn jedoch die Kinder. Nicht jede Nacht, aber jede zweite. Verbrüht, zerkratzt und mit Kippennarben. Ausgehungert, vertrocknet und bei jedem lauten Wort zitternd. Blaue Flecken am ganzen Körper, dazu zahlreiche frische und verheilte Brüche. Und leere Augen ohne Hoffnung.
Sein letzter Nachtdienst in Kreuzberg hatte mit Florian begonnen. Kennen gelernt hatte er den Jungen vor zwei Jahren wegen eines Reitunfalls. Schlüsselbein und Ellenbogen waren gebrochen und das Hüftbecken gleich mehrmals. Dazu kam ein Milzriss mit hohem Blutverlust und anschließend eine langwierige und schließlich lebensbedrohliche Infektion. Während dieser zwölf Wochen hatte er mit dem schwarzlockigen Jungen gehofft, gelacht und philosophiert.
Beim Wiedersehen lag er bereits im Koma. Ein illegales Autorennen endete für ihn mit einem Flug durch die Windschutzscheibe. Zwei bittere Stunden hatte das Ärzteteam um sein Leben gekämpft, ehe auf dem Monitor nur noch die gefürchtete gerade Linie zu sehen gewesen war und kein Piepsen mehr von Herztönen erzählte.
Als Jochen mit versteinertem Gesicht seinen blutbeschmierten Kittel in den Abwurf pfefferte, zitterte er am ganzen Körper. Er schrieb seine Kündigung und ging verzagt hinaus in die Nacht.

Bis zur Morgendämmerung stand er zwei Stunden auf der Autobahnbrücke und machte „Kassensturz". Als er sicher war, dass er doch noch nach dem berühmten Strohhalm greifen wollte, ging er nach Hause und packte einen kleinen Koffer.
Er brachte der Nachbarin den Briefkastenschlüssel und fuhr in eine Klinik im Harz. Dort schilderte er der diensthabenden Ärztin emotionslos seine Atemnot, seinen Durchfall, seine Müdigkeit. Er erzählte vom Zittern, von der Schlaflosigkeit, von den Albträumen und dass er manchmal meint, die Hilferufe der Kinder zu hören.
Auch die Appetitlosigkeit und die Unlust, mit anderen Menschen Kontakt zu haben gehört dazu. Manchmal rennt er stundenlang durch den Wald und sucht seine körperlichen Grenzen. Er verschwieg auch nicht, dass er oft das ganze Wochenende im Bett verbrachte, weil ihm der Elan zum Aufstehen fehlte. Dann konnte er nicht einmal nach einem Buch greifen oder das Radio anschalten.
Zaghaft hatte er damals die Kollegin angelächelt.
„Schaffen wir das in einem halben Jahr?"

Sie haben es geschafft. Jetzt steht er wieder am Tisch und arbeitet zuverlässig. Vor allem versucht er geduldig zu bleiben, obwohl die neue OP-Schwester Schlauchklemme und Tuchklemme verwechselt, die Wundhaken fallen lässt und Wundspreizer und Arterienklemmen falsch herum zureicht.
Eine Milz, reine Routine. Sie liegt bereits frei, er hat sie von den umgebenden Organen gelöst und die Blutgefäße unterbunden und durchgeschnitten. Wahrscheinlich genügt es, nur Teile zu entfernen. Die Blutgefäße bleiben so

erhalten und die Milz wird an der offenen Stelle vernäht und verschorft.

Jochen mag dieses Team. Keiner pfeift oder plaudert, sie wollen wie er in Stille arbeiten und sprechen nur das Nötigste. Als junger Assistenzarzt hatte er zu einem quirligen, redelustigen Team gehört und immer Sorge gehabt, abgelenkt zu sein und einen fatalen Fehler zu machen.

Sein Professor verzieh selbst die kleinsten Unachtsamkeiten nicht. So war Bettina, die bei allen Vorlesungen neben ihm gesessen hatte, als unfähig aus dem OP gewiesen worden, weil sie ihren Mund-Nasen-Schutz heruntergeklappt und am Hals hängend trug.

„Nach einer Manipulation am Mund-Nasen-Schutz wird ebenso wie vor jeder Maßnahme am Patienten eine hygienische Händedesinfektion durchgeführt."

So hatte der Chef gebrüllt und Bettina hatte den Rest der Woche zwangsfrei gehabt. Zwei Tage später war Stefan wie ein geprügelter Hund hinausgeschlichen, weil er angeblich durch hastige Bewegungen gefährliche Turbulenzbildungen hervorgerufen hatte.

In der Anfangszeit hatte Jochen häufig blaue Flecken am Unterarm gehabt, weil er den Desinfektionsmittelspender zu heftig niederdrückte und nach dem Dienst immense Schwierigkeiten, ins normale Leben zurückzufinden.

Die Klinik war für ihn wie eine abgeschlossene kleine Stadt mit einem eigenen kleinen Leben und dadurch, dass es oft um den Tod ging, gab es auch andere Schwerpunkte.

Ihm waren wie-ist-denn-heut-das-Wetter-Gespräche ein Gräuel, er konnte sich im Supermarkt nicht zwischen 23 beinahe gleichen Käsesorten entscheiden, weil es ihm so unwichtig erschien.

Der Kampf um einen Parkplatz, um einen Friseurtermin, um einen besseren Platz im Kino war für ihn lächerlich.
Manchmal kam es ihm bei Dienstende absurd vor, dass die Sonne tatsächlich immer noch scheint, obwohl er gerade einem jungen Mann hatte sagen müssen, dass seine Frau nur noch wenige Monate zu leben hat.
Erst im zweiten Dienstjahr konnte er die Klinik mit den Patienten und Sorgen hinter sich lassen. Er hatte gelernt, nur das unbedeckte Operationsfeld zu sehen und schnitt erst, wenn er nicht mehr an den Menschen unter den blauen Tüchern , sondern an den Arbeitsvorgang dachte. Es durfte nicht zu persönlich sein, sonst konnte er das Skalpell nicht ansetzen.
Genauso schwer war es, zwischen den einzelnen Patienten einen Neuanfang zu machen. Die Perle in der Nase, der Gallenstein, der Rippenbruch - jedes Mal fing er neu an.
Jeder Patient hat seiner Ansicht nach das Recht auf seine volle Aufmerksamkeit. Jeder will ernst genommen werden und so ist eine Perle in der Nase mit der gleichen Wichtigkeit zu besprechen wie ein Leberkarzinom oder eine Schilddrüse.
Er will nicht vergleichen oder werten, und versucht seinen Patienten das Gefühl geben, dass sie wichtig sind. Er will ein verantwortungsvoller, menschlicher Arzt sein.
Nun steht er trotz des chronischen Schlafmangels konzentriert am Tisch und denkt daran, dass diese junge Frau ehrgeizig den Begriff „endoskopische retrograde Cholangio-Pankreatikographie" auswendig gelernt hatte. Er staunt über sich selbst, weil er sich zusammennehmen muss, um wirklich an die Gallensteine der Patientin und nicht an ihre grünen Augen zu denken.

Als sie das erste mal in die Sprechstunde gekommen war, hatte er wie gebannt in diese Augen gestarrt, weil sie ihn an einen winzigen See auf Lanzarote erinnerten. Dort hatte er schon viele Stunden gesessen und sein Leben sortiert. In einem gar nicht kühlen Moment hatte er ihr davon erzählt.
„Wenn ich gesund bin, können wir zusammen dort sitzen" hatte sie gelacht und seither überlegt Jochen, wie ernst ihr dieses Angebot ist.
Er könnte mit ihr vom Fischerdörfchen "El Golfo" bis zum See laufen. Ein Teil davon ist schon im Meer ver-schwunden und durch die vielen Algen scheint er im Son-nenlicht auch mal giftig grün und wirkt auf dem tiefschwarzen Strand wie ein Farbklecks auf einem abstrakten Bild.
Sie würden am Strand Olivine finden, im Restaurant mit dem Ruderboot an der Hauswand fangfrischen Fisch essen und auf einen besonders schönen Sonnenuntergang hoffen.
„Nimm dich zusammen. Denk nicht an Halbedelsteine, denk an Gallensteine. Du hast sie nicht mal auf einen Kaffee eingeladen und planst schon einen Urlaub."

Drei Tage später ruft sie ihn am Ende der Visite zurück.
„Ach, Herr Heimann - da wär noch was..."
Jochen hört den eigenartigen Unterton in ihrer Stimme. Er schickt die anderen hinaus und geht zurück ans Bett. Ihr liebenswürdiges Lächeln breitet sich auf ihrem noch blassen Gesicht aus und sie holt ein Buch unter der Decke hervor. Ungläubig schaut Jochen auf den Titel.
„Lanzarote. Die schönsten Vulkanwanderungen".
Zaghaft streckt er die Hand aus.
Nicht nach dem Buch.
Nach ihr.

Die Nachtschwester

Mitternacht ist vorbei. Alles ist still. Britta setzt sich mit der Thermoskanne, einem Käsebrot und einem Müsliriegel ins Bereitschaftszimmer.
Heute plagt sie der Magen wieder. Zum Glück sind die Übelkeit und die Krämpfe, das lästige Völlegefühl und der schlimme Mundgeruch vorbei und sie wagt sich wieder ohne Hemmung zur ihren Patienten ans Bett.
Die Tabletten durfte sie absetzen und der Arzt meinte, sie soll nicht nur jetzt, sondern insgesamt Aufregungen vermeiden.
„Der hat gut reden!"
Die Psychologin sagt, sie soll alle Probleme meiden.
„Soll ich auf eine einsame Insel ziehen?"
Die Heilpraktikerin meint, sie soll Tee aus Kamille und Leinsamen, Kümmel und Süssholzwurzel trinken.
„Her damit!"
Britta gießt ihre Tasse voll und gibt einen Löffel Honig dazu. Während sie umrührt, liest sie noch mal den Brief, den sie gestern an ihre Schwägerin geschrieben hat.
Eigentlich ist das unklug von ihr, denn schließlich ist die Schwägerin doch der Grund für die Magenschleimhautentzündung und das Lesen hebt sicherlich die Wirkung des Tees wieder auf. Aber Britta möchte den Brief morgen früh zur Post bringen und so muss sie den kleinen Nervengrusel noch mal aushalten.
„Vielleicht wird alles besser, wenn ich mal so richtig meine Meinung gesagt hab?"
Britta lauscht noch einmal in den Flur hinaus, ob alles ruhig ist. Dann beginnt sie zu lesen.

„Hallo Inge. Wir haben deinen letzten Wutausbruch sehr schockiert angehört und ich habe beschlossen, mich gegen deine Gehässigkeiten zu wehren.
Ob das etwas helfen wird? Wahrscheinlich nicht. Aber es wird mich befreien, wenn ich mein Schweigen breche.
Du hast meinem Mann angeherrscht, ich würde nicht zur Familie gehören und hätte hier nichts zu sagen. Ehrlich gesagt: ich bin der Meinung: du solltest dich nicht mehr Tochter nennen.
Zehn Jahre nimmst du dir einfach eine „Familienauszeit" weil du mit deinen Eltern nicht klar kommst. Ob sie mit dir klarkommen, hast du nie gefragt.
Jetzt liegen beide im Pflegeheim und das Ende ihrer Schmerzen ist absehbar. Hättest du nicht bis zur Testamentser-öffnung verschollen bleiben können? Es wäre für alle viel einfacher.
Du tauchst aus heiterem Himmel wieder auf und benimmst dich, als wärst du grade mal übers Wochenende zum Wandern im Allgäu gewesen.
Du hast keine Ahnung, was in diesen zehn Jahren passiert ist, was uns gefreut oder geplagt hat. Du weißt nicht, was wir erlebt haben, worüber wir gelacht haben oder ums was wir gekämpft haben.
Du sagst nicht, weshalb du gegangen bist, wo du warst und natürlich erst recht nicht, warum du ausgerechnet jetzt wieder auftauchst. Dein Bruder meint, du willst nur sicher sein, dass das Erbe nicht ohne dich verteilt wird.
Ich frage mich, ob du dieses Erbe überhaupt verdient hast?
Jörg sagt, du hast dich schon immer gut dünne machen können. Als Kind hättest du dich mit Vorliebe im Bad oder

in deinem Zimmer eingeschlossen und nur schweigend an den Mahlzeiten teilgenommen. Fand etwas dein Missfallen, hast du wohl so lange gebrüllt, bis man deinen Wünschen nachkam.

Eine Woche nach deinem Abitur bist du an einem Mittwoch Nachmittag mit einem kleinen Rucksack und ohne Gruß aus dem Haus gegangen und zwei Jahre durch die Welt getrampt - ohne eine Karte oder einen Anruf.

Mit 25 hast du eines Sonntag morgens deine Zwillinge bei den Eltern abgeliefert, um vier Wochen durch Australien zu tingeln. Danach warst du verschwunden. Wieder waren zehn Jahre vorbei.

Mit 35 wolltest du dir von deinem Vater 20 000 Mark leihen. Wofür hast du nicht gesagt. Du hast das Geld nicht bekommen, weil dich die Eltern inzwischen abgeschrieben hatten.

Nun bist du wieder da. Wir fragen uns: wie lange? Wirst du wieder zehn Jahre lang verschwinden, wenn du deinen Erbteil hast?

Wir fragen dich aber auch: wo warst du, als wir letztes Jahr nach einem schweren Verkehrsunfall drei Wochen lang rund um die Uhr neben den Betten der Eltern in der Intensivstation saßen und uns fragten ob und wie lange sie überleben werden? Wo warst du, als wir stundenlange Organisationsgespräche mit Fachärzten und der Diakonie führten?

Wo warst du, als wir den Rasen gemäht und die Pflaumen geerntet haben? Als wir eingekauft und gekocht, gewaschen und geputzt haben? Wo warst du, als Auto und Fernseher, Spülmaschine und Satellitenschüssel kaputt waren? Bei einem Ausflug auf der Milchstraße?

Wer hat den Durchfall von den Badezimmerfliesen geschrubbt und die Essensreste von den Küchenfliesen? Wer hat die verschmierten Türklinken und die verdreckten Schubladen gereinigt? Wer sortierte die verdorbenen Lebensmittel aus und jagte die Motten?
Du nicht!
Hast du dich um Kater, Blumen und Post gekümmert? Kleider in die Reinigung gebracht und den Friseur ins Haus geholt? Hast du Speisepläne erstellt und den Tagesablauf geregelt? Nein!
Wer besorgte endlos oft Formulare, die dann doch wieder verloren gingen? Wer regelte die Kurzzeitpflege für Notfälle? Wer war stets mit der gesamten Nachbarschaft im Gespräch, falls irgendwas passieren sollte? Wir!
Weißt du, wie viele Stunden man beim Hörgeräteakustiker und beim Augenarzt, beim Röntgen und beim Herzspezialisten im Wartezimmer verbringt, bis man aufgerufen wird? Weißt du wie lange es dauert, bis sich eine alte Frau für ein neues Brillengestell entscheidet oder zum Kernspin in die Röhre schieben lässt?
Man sagt, du seiest auf einer Schönheitsfarm in Kalifornien gewesen, als wir vor dem Umzug ins Pflegeheim neue Kleider, Kosmetikartikel und all die vielen Dinge des täglichen Lebens besorgten. Hast du dort am Pool gelegen, während wir Koffer packten und Möbel schleppten?
Unsere Kinder haben das Altern der Großeltern hautnah miterlebt. Deshalb wissen sie auch, dass zu einem normalen Familienleben Gemeinschaft, Zusammenhalt und Hilfsbereitschaft gehören. Sie haben gelernt, dass man zupackt und tröstet und sich gegenseitig aufrichtet und Mut macht.

Ich finde, wir haben es nicht verdient, dass du heimkommst und in deiner hochmütigen Arroganz behauptest, wir hätten alles von Grund auf Falsch gemacht. Statt dessen haben wir deine Anerkennung und deinen Dank verdient - nicht deine Ablehnung und deine Gehässigkeit.

Aber nun bist du da und tust so, als sei nichts geschehen. Heitere Unbeschwertheit ist hier einfach fehl am Platz. Man kann nach all diesen Geschehnissen nicht einfach an dem Punkt weitermachen, an dem diese merkwürdige Familiengeschichte unterbrochen wurde. Die Zeit hat sich geändert und mit ihr die Situation und die Menschen. Vor Allem: die Einstellung dieser Menschen.

Wir alle haben es ohne dich prima geschafft. Viel besser als mit dir. So wird es auch weiter sein. Und deshalb sollst du jetzt erleben, dass wir uns nicht vor den Kopf stoßen oder beschimpfen lassen. Wir erwarten Achtung und Anständigkeit - und dass du aufhörst uns zu quälen und einfach für die nächsten zehn Jahre verschwindest.

Deine Eltern haben sich immer gefragt, wie so viel Bosheit und Berechnung in dir stecken können und bei dir geduldig auf ein Zeichen von Güte und Zuneigung gewartet.

Ich fürchte, sie werden dies nicht mehr erleben und hoffe von ganzem Herzen, dass wir dich bald wieder los sind um ohne deinen Hass, deinen Neid und deine Machtgier friedlich miteinander zu leben.

Es ist gut, dass deine Eltern ihr ganzes Leben in der Kirchengemeinde mitfühlende Helfer und aufrichtige Freunde hatten und ihre Enttäuschung und Trauer über dich im Gebet abgeben konnten.

Sie sind liebe, freundliche und ruhige Menschen, die einen freundlichen und ruhigen Abschied verdient haben. Wenn du ihnen diesen Abschied nicht gönnst und ihnen statt dessen sogar ihre letzten Lebenswochen mit deiner Herrschsucht verderben willst, solltest du lieber heute als morgen gehen. Wir bringen dich gerne und jederzeit zum Flughafen."

Ja, das ist ein guter Brief. Britta ist zufrieden. Der Brief zeigt alle Gedanken und Gefühle, ohne beleidigend zu sein. Er wird aller Wahrscheinlichkeit nichts bewirken - aber Britta will sich einfach alles von der Seele reden und ihre Sichtweise mitteilen.
Sie steckt den Brief zurück in den Umschlag, klebt ihn zu und steckt ihn in ihre Handtasche.

Nun ist es Zeit für die Opernsängerin. Vorher war sie weinend aus einem Alptraum hochgeschreckt und Britta hatte ihr versprochen, die Tür einen Spalt offen zu lassen. Obwohl sie nun schon so viele Jahre Nachtdienst macht, rührt sie die Angst der berühmten Frau. Auf der Bühne steht sie souverän im Scheinwerferlicht und bezaubert alle mit ihrem Gesang - hier liegt sie im Bett wie ein junges Mädchen und ist dankbar für eine streichelnde Hand und ein kühles Tuch auf der Stirn.
Britta steht still neben der ruhig schlafenden Künstlerin. Egal ob arm und reich, berühmt und unbekannt - alle Menschen brauchen Trost und Zuwendung und Britta streicht der Frau, die letzte Woche im ausverkauften Konzertsaal so gefühlvoll ihre Schubertlieder gesungen hat, sanft übers verschwitzte Haar.

Die Röntgenassistentin

„Margarethe? Hast du mir nicht zugehört?"
Nein. Margarethe hat wieder mal nicht zugehört. Viel zu oft passiert das in letztes Zeit. Sie merkt, dass die Geduld der Kollegen nachlässt und ahnt, dass sie hinter ihrem Rücken tuscheln.
Heute morgen hatten sie wegen einer Zeitungsnotiz kräftig über eine Münchnerin gelästert. Einen Moment lang war Margarethe versucht gewesen, ihre Meinung zu sagen, doch dann hatte ihr der Mut gefehlt.
Diese Frau radelte mit ihrer zwei Jahre alten Tochter über den Viktualienmarkt. Kommt jeden Tag vor. Ist nichts Aufregendes. Was die Geschichte zeitungsreif machte, war der Zustand des Kindes. Das Mädchen saß nämlich bei elf Grad nackt in seinem Kindersitz. Nackt, aber ordnungsgemäß angeschnallt und mit Sturzhelm. Immerhin.
Die bayrischen Ordnungshüter waren zufällig wegen eines Taschendiebes zur Stelle gewesen und hatten sich der Radlerin in den Weg gestellt. Verblüfft und ziemlich hilflos hörten sie die ohne jegliche Aufregung vorgetragene Geschichte der Mutter an.
Die kleine Tochter hatte sich an diesem Morgen nicht anziehen lassen wollen und weil die Mutter als Rechtsanwältin eher mit Gesetzen als mit Pädagogik vertraut ist, beruft sie sich nun auf die Persönlichkeitsrechte des Kindes und seinen Willen zur freien Entscheidung und geht auf seinen Wunsch ein.
Während die Kolleginnen Vermutungen zum Geisteszustand des Mutter anstellten und einhellig der Meinung waren, man müsse ihr das Mädchen sofort wegnehmen und bei einer

verantwortungsvolleren Person unterbringen, schwieg Margarethe und dachte an den gestrigen Sonntag.

Wie so oft waren die beiden Enkelkinder bei ihr abgegeben worden, weil Mama und Papa „an sich denken" und „sich selbst verwirklichen" mussten. Obwohl Margarethe absolut keine Lust darauf gehabt hatte, kann sie in solch einem Fall ihrer Tochter den Wunsch nicht abschlagen. Schließlich bringt ihr Bruder seine Kinder auch zwei Mal in der Woche zur Oma.

Der Unterschied ist jedoch mit einem Satz gesagt: Holgers Kinder sind zuckersüß, fantasievoll, stets zu kreativen Spielen aufgelegt und einfach prima erzogen. Antjes Kinder dagegen sind verwöhnt, zänkisch, kaum motivierbar und wollen alles fünf Minuten was anderes.

Versucht Margarethe in einem Anfall von Heldenmut zu widersprechen, brüllen die berechnenden Biester einfach mörderisch los. Kurzum: es ist genau die Sorte Kinder, die man ohne zu zögern nackt aufs Rad setzt.

Wenn Antje von ihrem Selbstverwirklichungstrip zurückkommt, ist Margarethe meistens nur noch mühsam beherrscht. Kaum hat sich die Tür hinter den anstrengenden kleinen Monstern geschlossen, sinkt sie entkräftet auf dem Sofa nieder. Die Hände zittern dann, der Kopf pocht, die Ohren klingeln.

Der Zorn auf die Tochter ist schlimm. Noch viel schlimmer ist jedoch die Wut darüber, sich wieder nicht gewehrt zu haben.

„Margarethe, hallo Margarethe. Bitte melden. Hier ist die Mondstation. Wo ist Margarethe?"

Doktor Braun steht neben ihr grinst breit. „Meinen Sie, wir

beide könnten es schaffen, noch eine halbe Stunde topfit zu sein und die Lungen dieses Herrn zu röntgen?"
Margarethe nickt schuldbewusst und versucht ein klägliches Lächeln.
„Als Belohnung erzähle ich Ihnen zum Dienstschluss etwas Erheiterndes."
Margarethes Lächeln wird zum Lachen.
„Ich kann es tatsächlich auch ohne Belohnung schaffen."
Sie nimmt den Patienten mit zu den Umkleidekabinen und bereitet alles Nötige vor. Auf dem PC sitzt ein kuschelweicher Koalabär. Er ist der Bestechungsversuch für alle Kleinkinder und sein Anblick erinnert Margarethe an eine der vielen sinnlosen Diskussionen mit ihrer Tochter.
Margarethe wollte ihren Enkelkindern zu Weihnachten einen Teddybären schenken. Holgers Frau war hellauf begeistert von der Idee - Anja war selbstverständlich dagegen. Der Grund? Einfach lächerlich. Anja will ihre Kinder nicht emotional auf Ersatzobjekte polen.
„Kinder müssen früh lernen, dass sie von einem Kuscheltier oder einem Haustier keinen Trost erwarten können. Wahre Gefühle gibt's es nur im zwischenmenschlichen Bereich" argumentierte sie hoheitsvoll und ihr herablassender Blick machte klar, dass für sie das Teddygespräch beendet war.
Margarethe kichert jetzt noch und stupst den Klinikkoala in den Bauch.
Holger hatte damals toll reagiert. Er war wortlos aufgestanden, hatte einen Bilderrahmen von der Anrichte geholt und ihn vor seiner Schwester auf den Tisch geknallt. Puterrot war sie geworden.
Es war ein altes Familienfoto. Da saßen Anja und Holger als Kindergartenkinder mit zwei riesigen Jahrmarktbären und

ihr Strahlen und Kuscheln ließ keinerlei Zweifel aufkommen, dass beide die Tiere herrlich fanden. Anja drückte ihrem Bären sogar einen Kuss aufs Plüschohr.

„Ich bin vom Mond und hab mich ausgezogen."
Margarethe schmunzelt und nickt dem humorvollen Patienten zu.
„Na, dann steigen Sie mal in ihr Raumschiff und ich bring sie auf Beta-Strich-Vier. Dort ist die Röntgenstrahlung um diese Uhrzeit nämlich optimal. Roger and over."
Zwanzig Minuten später ist ihre Schicht zu Ende. Müde streicht sie sich die widerspenstigen Haare aus der Stirn. Alle Akten sind im Schrank eingeschlossen, die Post ist unterwegs, die Geräte sind für die Nachtschicht vorbereitet und die Übergabe ist erledigt.
Margarethes Kittel landet im hohen Bogen im Abwurf und der Schlüssel klimpert in ihrer Hand.
„Tschüß bis morgen. Ich komm dann früher, weil Silke zum Zahnarzt muss!"

Feierabend. Schön. Vorbei ist es mit Arbeitsunfällen und gestürzten Radlern, mit gebrochenen Rippen und verstauchten Knöcheln. Kein Oberschenkelhalsbruch mehr und keine Osteoporosevorsorge und keine Suche nach Knoten in der Brust.
Nun gibt es keine brüllenden Kleinkinder und keine dementen Großmütter, keine gestressten Manager und keine überbesorgten Erstlingsmütter mehr. Aus ist's für heute mit „Bitte die Luft anhalten" und „Weiteratmen!" und die Suche nach heißen und kalten Knoten in Schilddrüsen hat auch ein Ende.

Daheim wartet das nicht aufgeräumte Enkelchaos von gestern, was auch nicht gerade als Muntermacher zu werten ist. Beim Aufräumen kann sie dann drüber nachdenken, wann und wie sich Großmütter in die Erziehung ihrer Enkel einmischen dürfen und was als Verwöhnen gilt. Margarethe seufzt.

„Sie haben es aber schwer. War der Witz nicht witzig?"
Der Mann von Beta-Strich-Vier lehnt lässig an der Pforte.
„Ich hab auf sie gewartet, weil ich auch was zu lachen haben wollte."
Margarethe schlägt sich bewusst theatralisch mit der flachen Hand an die Stirn.
„Oh je, ich hab gar nicht mehr gefragt."
Sie blickt ihren Astronauten fragend an.
„Wollen Sie es wirklich wissen? Dann gehen wir noch mal rein."
Doktor Braun ist sichtlich geschmeichelt, dass er gleich zwei Zuhörer hat.
„Eigentlich ist's gar kein Witz. Ich hab's vorher vom Internisten gehört. Da soll nämlich ein Mann in Indien nach drei Jahren sein verlorenes Gebiss wieder bekommen haben. Man hatte es bei einer Röntgenuntersuchung in seinem Magen entdeckt."
Margarethe schaut ungläubig, ihr Astronaut schüttelt den Kopf.
„Mir zuliebe müsst ihr's nicht glauben - ich wollt einfach nur einen Appell an die gesamte Röntgenabteilung richten, dass ihr in Zukunft genau auf Wertgegenstände in unseren Patienten achtet und Goldmünzen und Perlenketten bei mir persönlich abliefert oder in die Kaffeekasse steckt!"

Er wiehert vor Vergnügen und verschwindet im Gipsraum.
Margarethe überlegt beim Hinausgehen fieberhaft nach dem Namen ihres Mondmenschen, der ihr so galant die Tür aufhält und angenehm männlich nach Rasierwasser, Pfeife und Leder duftet.
Was hatte nur auf der Karteikarte gestanden? Horst war der Vorname. Das hat sie sich gemerkt, weil sie sofort an den blonden Herzensbrecher Horst Janson gedacht hatte. Für einen Vornamen ist's allerdings noch viel zu früh. Schneider? Müller? Bauer? Irgendein Beruf war es doch gewesen.
Nett ist er ja. Humor hat er auch. Andererseits hat sie seit der Scheidung nie wieder einen Mann wegen einer Verabredung angesprochen.
Horst überlegt. Nun muss er sich schnell entscheiden. Nett ist sie ja. Humor hat sie auch. Und er wüsste gern, was für wichtige Gedanken sie von Röntgen ablenken. Andererseits hat er seit seine Frau mit einem anderen durchgebrannt ist, kein Rendezvous mehr gehabt.
Eines weiß er jedoch noch gut: an Anfang kommt die Vorstellungsrunde und so macht er eine übertrieben tiefe Verbeugung.
„Schreiner, Horst Schreiner. Mein schönes Fräulein, darf ich's wagen, meinen Arm und Geleit ihr anzutragen?"
Margarethe schmunzelt, weil es tatsächlich ein Berufsname war, knickst elegant und wandelt die Anrede aus Goethes „Faust" für ihren Zweck ab.
„Ich heiß zwar Gretchen, doch bin kein Fräulein und nicht schön und will auch nicht nach Hause geh'n!
Sie lachen. Vorsichtig, dann immer herzlicher.
Horst schaut der Koalapiekserin versuchsweise einen

Hauch länger in die Augen als es sich für einen Patienten schickt.
Margarethe holt tief Luft. Aha, der Schreiner, der nicht Müller ist wird mutig. Verblüfft bemerkt sie, dass es ihr gefällt.
„So, das Gretchen will nicht nach Hause - was will es dann?"
„Pizza?"
„Diabolo?"
„Los geht's!"

Der Techniker

„Tut mir leid - mein zwölfbeiniger Wecker hat heut nicht funktioniert."
Grölendes Gelächter quittiert Bernhards Entschuldigung fürs Zuspätkommen.
„Mein Tausendfüßler hat morgen und die nächsten vier Jahre Urlaub - da kann ich auch erst um Zehn anfangen."
Auch Frieders Erwiderung findet Anklang im Technikerraum.
Zehn Minuten später pirscht sich Ricki heran.
„Herr Baumgärnter?"
„Ja?"
„Ich überleg dir ganze Zeit was..."
„Ja?"
„Ich komm einfach nicht drauf..."
„Ja?"
„Mir fällt einfach nichts mit zwölf Beinen ein."
Ricki ist in all seinen Gedankengängen und Entscheidungen überaus besonnen und überstürzt nichts. Wenn er sich dann zu etwas durchgerungen hat ist er jedoch sehr gründlich.
„Ricki, hör zu, das war ein Scherz. Nur ein Scherz."
„Ah."
Ricki arbeitet seine Liste ab. Glühbirnen, Schraubenschlüssel, Lüsterklemmen, Polprüfer, Kontaktspray.
„Herr Baumgärtner, ich will es aber trotzdem verstehen."
Bernhard ist beherrscht und freundlich zu dem Sechzehnjährigen.
„Also gut: seit vier Jahren treffen sich jeden Morgen direkt vor meinem Schlafzimmer die Frau Wippermann und

der Herr Kralinke. Das sind vier Beine. Beide haben einen fürchterlichen Kläffer dabei. Das sind acht Beine, zusammen also zwölf. Und alle Vier feiern jeden Morgen genau vor meinem Fenster ihr Begrüßungsfest.
Die Hunde bellen, dass ich senkrecht im Bett sitze und meine Ohren klingeln und Frauchen und Herrchen sind mit großem Erfolg darum bemüht, lauter zu sein als Schatzi und Spatzi. Das ist mein Wecker. Und heut war wohl Schatzi oder Spatzi oder Frauchen oder Herrchen krank. Also gabs keinen Wecker."
Ricki macht große Augen.
„Herr Baumgärtner?"
„Ja, Ricki?"
„Mich tät das aber ziemlich nerven."
Bernhard klopft dem Lehrling männlich-markig auf die Schulter und schaut ihn ernst an.
„Ricki, ich glaub wir beide werden noch gute Freunde... und jetzt gehst du Lampen in der Säuglingsstation auswechseln. Aber melde dich vorher bei der Schwester an. Die sichert dann das Terrain."
Ricki nickt bedächtig und bleibt stehen.
„Ricki?"
„Ich überleg nur, was bei den Babys so gefährlich ist, dass man da erst alles absichern muss?"
Bernhard schluckt. Vielleicht wird das mit der Freundschaft noch ein Weilchen dauern. Er schaut Ricki an und denkt dabei an seinen eigenen Sohn. Wäre er auch so begriffsstutzig?
„Ricky, pass gut auf: auf der Säuglingsstation hat's auch Mütter. Und die geben ihren Kindern Futter. Klar?"
„Ich bin doch leise, Glühbirnen machen keinen Krach."

Bernhard atmet hörbar ein. In seine Stimme schleicht sich ein kleiner gereizter Unterton.
„Ricki, das Futter ist in der Mutterbrust und die Mutterbrust ist nackt und nicht jede Frau mag es, wenn ein fremder Mann ihre nackte Brust sieht. Klar?"
Ricki wird hellrosa, mittelrosa, hellrot, dunkelrot. Er leuchtet wie eine Hunderterbirne.
„Herr Baumgärtner, muss ich da hin?"
Jetzt ist Bernhards Geduld doch am Ende.
„Ja, du musst. Du kannst dir ja ne Sonnenbrille aufsetzen. Und nach den Glühbirnen bringst du mir das Telefon aus Zimmer 444. Ohne Kabel. Und dem Herrn Büsing stöpselst du das Telefon vom Nachbarbett ein. Verstanden?"
„Klar doch. Wird gemacht. Sofort. Bin schon wieder da."

Nachdenklich schaut Bernhard dem Jungen hinterher. Sein Sohn ist zwei Jahre jünger als Ricki, aber Bernhard hat noch nie gesehen, dass Mario rot wird. Und auch sonst gibt's wohl noch mehr Unterschiede zwischen den beiden Jungs. Er seufzt und packt seine Werkzeugtasche.
„Ich kümmere mich mal um den Rollladen in 318. Wer tauscht das Kabel an dem Fläschchenwärmer aus?"
„Das macht der Ernst. Und ich tausche mit Klaus die Fernsehergeräte in der Ambulanz aus."
Bernhard nickt zufrieden. Alle sind beschäftigt, alles läuft nach Plan.
In Zimmer 318 liegt eine bildhübsche Frau mit einem dikken Pflaster am Hals. Weil sich die Techniker in den Krankenzimmern unauffällig verhalten sollen und Gespräche mit den Patienten zwar nicht gerade untersagt, aber dennoch nicht erwünscht sind, fragt er nicht, ob bei ihr ein Vampir

zu Gast gewesen sei. Aber Lust hätte er dazu.
„Das ist nett, Sie kommen bestimmt wegen des Rollladens?"
Die Stimme der Frau ist sehr leise. Sofort hat Bernhard Mitleid mit ihr. Verflixt. Jedes Mal hat er Mitleid mit den Patienten. 114 Kilo Verpackung und ein butterweiches Herz. Am Liebsten würde er erst ein wenig plaudern und dann arbeiten - aber plaudern ist im Arbeitsvertrag nicht vorgesehen.
Glücklicherweise klingelt das Telefon und die Pflasterbesitzerin ist beschäftigt.
„Hallo Mario! Das ist schön, deine Stimme zu hören!"
Bernhard zuckt zusammen.
„Mario, sei so nett und ruf in einer Viertelstunde noch mal an. Der Handwerker ist da und repariert den Rollladen. Das geht bestimmt nicht ohne Geräusche und dann kann ich dich nicht mehr hören, ja? Bis nachher!"
Bernhard macht sich an die Arbeit. Er löst die Schrauben an der Verkleidung und hebt das dünne Brettchen ab. Erleichtert atmet er auf. Es ist nur eine Kleinigkeit, er muss das Band nicht austauschen.
„Ist nur verklemmt. Haben wir gleich."
Er gibt über die Schulter den Stand seiner Ermittlungen durch und stochert mit dem Schraubenzieher im Gehäuse. Mit einem lauten Ratsch saust der Rollladen nach unten und knallt auf dem Fensterbrett auf.
„Entschuldigung, dass es so schnell geht, hätte ich nicht gedacht. Ich wollte Sie nicht erschrecken."
Die Pflasterdame lächelt entschuldigend.
Kurze Zeit später ist die letzte Schraube wieder eingedreht, das Werkzeug verstaut und Bernhard rüstet sich befriedigt ob der erledigten Arbeit zum Gehen.

„Darf ich Sie noch was fragen?"

Solange es keine Ricki-Fragen sind? Davon hat er für heute genug.

„Gern."

„Sie kennen auch einen Mario, nicht wahr?"

Bernhard nickt erstaunt. Die Vampirfrau hat dunkle Augen, die ihn aufmerksam mustern.

„Und er macht Ihnen Kummer."

Sie sagt das ganz ruhig und trifft damit zielgenau hinter die 114 Kilogramm.

„Es ist mein Sohn."

In Bernhards Kopf blinkt ein Alarmlämpchen: Gespräche mit den Patienten sind unerwünscht! Na und?

„Er ist Vierzehn und wir mir jeden Tag fremder. Er spricht nicht mehr mit uns. Wir wissen nicht wo er den Tag verbringt und schon gar nicht, was er abends macht. Er ist blass und dünn. Und wir sind verzweifelt."

„Und Sie haben niemanden, der Ihnen hilft."

„Nein. Wir haben niemanden der uns hilft."

Bernhard hebt seine Tasche hoch.

„Und jetzt ist er da oben."

Er zeigt mit dem Finger an die Zimmerdecke.

„Oh!"

Entsetzt schlägt die Patientin die Hand vor den Mund.

„Sie Ärmster!"

Da merkt Bernhard erst, wie doppeldeutig das klingt.

„Nein, nein. Ich meine mit „da oben" nicht den Himmel sondern die Innere Abteilung."

Erleichtert atmet die Dame aus und weil Bernhard merkt, dass seine Augen feucht werden, wendet er sich zur Tür.

„Aber da hilft kein Pflaster. Nur noch ein kleines Wunder."

Dass Mario sogar in der Zeitung gekommen war, erzählt er nicht. Und auch nicht, dass er sich für seinen Sohn und wegen seines Sohnes schämt.

„Saufen bis der Notarzt kommt - Vierzehnjähriger im Koma" hatte die unrühmliche Überschrift gelautet und Bernhard wird den schockierten Blick von Doktor Heimann sicher noch lange nicht vergessen.

„Holen Sie sich erst mal einen Kaffee - ich komme dann zu Ihnen raus."

Mehr hatte er nicht gesagt und während die Ärzte drin seinen Sohn umstanden, hatte er das erste Mal seit langen Jahren wieder gebetet und sich einen starken Schutzengel gewünscht, damit diese Nacht eine Ausnahme bleibt.

Die Diätassistentin

„Ich nehme fast gar kein Salz, ehrlich wahr. Und sowieso nehm ich Gewürzmischungen, da kann ich nichts falsch machen!"
Regina atmet tief durch. Mit dieser Patientin wird sie wohl ganz vorn anfangen müssen. Während sie ein aufmunterndes, vertrauenerweckendes Lächeln probiert und gleichzeitg ihre Haltung überprüft, ob sie auch selbstsicher und überzeugend wirkt macht sie einen Sekundentest.
Wie kommt sie am besten an Frau Schneider ran? Sachlich und informativ oder eher plaudernd und wir-kriegen-das-schon-hin-wir-beide? Vielleicht lieber auf die witzige Art oder mit Broschüren?
Reginas Migräne kam pünktlich wie immer am zweiten Tag der Periode und der klopfende Schmerz an der Schläfe, das Flimmern vor den Augen und die Übelkeit sind so stark dass Regina für Frau Schneiders Bluthochdruck kaum mehr Interesse aufbringen kann. Sie will nur noch in ein dunkles Zimmer liegen und warten, bis das monatliche Elend vorbei ist. Also doch ein Stapel Broschüren?
„Sie dürfen mich nicht falsch verstehen, Frau Schneider". Sie gibt sich noch mal Mühe.
„Ich sage nicht, dass Sie etwas falsch machen. Ich will Ihnen nur klar machen, dass die kleinen Salzkörnchen sich gern verstecken und von Ihnen gar nicht gefunden werden können."
Die Patientin entspannt sich sichtlich.
„Na dann ist ja alles gut. Kann ich jetzt gehen?
Jetzt verspannt sich Regina.

„Natürlich können Sie gehen, wenn Sie wollen. Aber Ihre Krankenkasse bezahlt für eine ganze Stunde – wollen Sie wirklich schon nach zehn Minuten aufhören?"
Der Kasse Geld schenken? Das kommt nicht in Frage! Frau Schneider bleibt. Regina hat gewonnen. Zumindest die erste Etappe. Ein Bergtrikot ist das noch nicht.
Dass man bei Bluthochdruck auch auf den Natriumgehalt des Mineralwassers achten muss, sagt sie der nervösen Frau heute lieber noch nicht. Dabei wäre es nicht schlecht, wenn in einem Liter nicht mehr als 20 Milligramm Natrium wären. So zeigt sie nur auf das große Poster an der Wand.
„Was glauben Sie wohl, hat von diesen Lebensmitteln am meisten Salz?"
Frau Schneider entscheidet sich fix.
„Na die Salzstangen und die Nüsschen natürlich. Stimmts?"
Regina nickt aufmunternd.
„Das macht mir aber nichts – ich mag eher lieber Paprikachips."
Frau Schneider lehnt sich zufrieden zurück.
Kein Problem für Regina. Sie zieht eine Tüte Chips aus ihrem Schrank. Frau Schneiders Augen leuchten.
„Das ist aber nett von Ihnen" freut sie sich und greift danach.
Regina bremst den Eifer der Patientin.
„Klar bin ich nett – aber nicht so nett wie Sie meinen. Die sind nicht zum Essen. Lesen Sie mal das Kleingedruckte."
Umständlich durchwühlt Frau Schneider ihre vollgestopfte Handtasche und befördert bei der Suche nach der Lesebrille Taschentücher, Kopfschmerztabletten, Kaugummis und Müsliriegel, zwei Tampons, ein Handy, einen Busfahrschein, eine Frauenzeitschrift, einen Lippenstift und

eine Einkaufsliste ans Tageslicht, ehe auch die Brille auftaucht.
Ordentlich verstaut sie alle Schätze wieder, putzt die Brille am Rocksaum und platziert sie auf der Nasenspitze. Dann versinkt sie in Schweigen. Regina findet sich wundervoll. Sie hat zwar ein paar Pulsschläge zugelegt, aber nach außen ist ihr die Ungeduld nicht anzumerken.
Frau Schneider grunzt.
„Oha" gibt die sie dann empört von sich.
„Die sollten das lieber Salzchips statt Paprikachips nennen!"
Dann schaut sie mit schräggelegtem Kopf auf Regina.
„Ich bin ja nicht dumm" stellt sie klar.
„Ich weiß, dass Sie mir damit sagen wollen, ich soll die Finger von den Chipsen lassen. Kein Problem. Macht mir gar nichts aus. Echt nicht. Wirklich nicht. Also, fast nichts."
Sie gibt mit sichtlichem Bedauern die Tüte zurück und ihr Blick wandert wieder zum Poster. Regina ist erleichtert. So schlimm scheint es doch nicht zu werden.
„Also ich nehm mal an, diese fette Pökelwurst ist auch nicht gut. Aber die kauf ich wirklich nie. Und Salzhering schmeckt mir auch nicht. Kann ich leicht drauf verzichten."
Gemeinsam erstellen sie nun eine Liste, auf der geräucherte Fleisch- und Fischwaren fehlen und Gewürzsalze und Geschmacksverstärker. Auch Dauerwurst und Fertigprodukte sind bei Bluthochdruck nur sehr eingeschränkt erlaubt.
"Aber meine leckeren Soßen vom Kochstudio darf ich doch weiterhin nehmen?"
Frau Schneiders Toleranzgrenze ist scheinbar erreicht.
„Am Anfang lassen wir die noch auf der Liste. Wenn Sie

sich an die Umstellung gewöhnt haben, sollten Sie mal eigene Soßen probieren. Da gibt es leckere Rezepte, die Ihnen sicher Spaß machen und auch Ihren Freundinnen gefallen."
Wie bringt sie der Patientin jetzt noch bei, dass Kantine, Frittenbude und Restaurant häufig unterschätzte Gefahrenquellen sind? Gar nicht. Zumindest nicht jetzt.
„Frau Schneider, ich finde, wir beide haben unser erstes Treffen richtig gut ausgenützt und nächstes Mal..."
„Was, nächstes Mal?"
Die Dame fällt Regina aufgeregt ins Wort.
„Das wars doch jetzt wohl, oder?"
Es ist fast immer so. Regina kennt das schon. Ihre Patienten gehen tatsächlich blauäugig davon aus, dass sie innerhalb einer Stunde ihre gesamte Ernährung mit allen Schlangengruben und Fallstricken durchschauen.
„Hm, ich dachte eher, dass Sie mal abends zum Stammtisch kommen? Da können Sie sich mit anderen Betroffenen austauschen..."
"Nichts da, das können Sie sich mal gleich abschminken, das braucht niemand zu wissen, dass ich mich nicht richtig ernähren kann."
Frau Schneider reißt ihre Handtasche an sich, schiebt den Stuhl zurück und schnappt ihren Mantel vom Haken.
„Ich hab ja ihre Zettel und basta."
Das Flimmern vor Reginas Augen wird stärker, der Brechreiz auch. Weil sie weiß, dass unten auf der Broschüre auch der Termin des Stammtischs vermerkt ist, verabschiedet sie sich mit weiteren motivierenden Worten von Frau Schneider. Kaum ist die Tür ins Schloss gefallen, sinkt sie auf dem kleinen Zweisitzersofa nieder und presst

die Handballen auf die schmerzenden Augen. Mittagspause! Schlafen!

Nach einer Stunde geht es etwas besser und Regina kann sich zwar nicht mit Feuereifer, aber doch mit dem nötigen Elan auf eine Müttergruppe einlassen.

Kinder haben eine Laktoseunverträglichkeit und sie holen sich bei der Diätberatung mit Tipps und Tricks den Milchzucker zu umgehen. Der erste Schock scheint überwunden und die Frauen verstehen sich prima. Wenn eine in Tränen ausbricht, trösten die anderen.

Sauerrahm, Kefir und Kaffeeweißer sind für Kindergartenkinder natürlich uninteressant, aber die kultige Milchschnitte und die Fruchtzwerge, Mixgetränke und Käsetoast verlocken überall.

Sie müssen bei Backmischungen und Keksen nein sagen und bei Waffeln und Muffins. Kindergeburtstag ist eigentlich abgehakt und Kochen im Kindergarten kann zur Qual werden, wenn alle duftenden Erdbeerquark rühren.

Wenn der Freund nach dem Kicken ein Müsli mampft und auf dem eigenen Teller liegt nur ein Apfel oder eine Aprikose, dann ist das für einen zukünftigen Fußballnationalspieler eben absolut uncool.

Die jungen Mütter, die es schon bei gesunden Kindern nicht leicht haben, eine ausgewogene Ernährung als total lecker anzupreisen, sind mit einem kranken Kind oft überfordert und die Konsistenz ihrer Nerven macht jeder Seidenspinnerraupe Konkurrenz.

In der vergangenen Woche hatte es beinahe einen Aufstand gegeben, als Regina eine Liste von Lebensmitteln austeilte, bei denen man Milchzucker nicht vermuten würde und die dennoch Spuren enthalten können.

„Und wie soll ich meinen Sven ohne Essiggürkchen und Salatdressing und Lakritze vor dem Hungertod bewahren?"
Alena war völlig demotiviert zusammengesunken. Die anderen Mütter rieten ihr zu Fruchtgummi ohne Joghurt und Nüssen – aber Alena war zornig auf ihr Schicksal.
„Klar, ich kann ihm einen Fruchtsaft geben, wenn alle Cola trinken und frisches Obst, wenn die anderen Mohrenköpfe futtern. Auch Hülsenfrüchte sind gut verträglich und Reis und mit einem Tellerchen voller Getreideflocken mach ich mich bestimmt super beliebt!"
Alle kennen die bitteren Auseinandersetzungen mit ihren Kindern nur zu gut und müssen mehrere Zornausbrüche pro Woche akzeptieren. Regina ist froh, dass die Frauen sich gegenseitig aufbauen – sie kann das nicht. Sie bietet nur das Fachwissen.
Mit Tränen und Hungerstreik, mit Bauchkrämpfen und Beschimpfungen muss sie nicht zurechtkommen. Das stand während ihrer Ausbildung auch gar nicht auf dem Stundenplan.
Sie hat seltene Krankheitsbilder auswendig gelernt und sich mit der Biochemie in der Ernährung herumgeschlagen. Sie kann jetzt verschiedene Diäten exakt berechnen, Wochenspeisepläne erstellen und kennt sich mit Konservierungsmöglichkeiten aus.
Anstatt pädagogischer Tricks lehrte man sie Anatomie und Physiologie, Hygiene und Toxikologie und sie kann fantastische Schaubilder und Statistiken erstellen. Aber einer tränenüberstömten Mutter kann sie weder mit Krankenhausbetriebslehre noch mit Fachenglisch helfen.
Deshalb liebt sie ihre „Stammtische". Dort arbeiten alle Betroffenen miteinander und sie weiß, dass im Grunde

genommen das Verständnis der anderen Mütter wichtiger ist als ihr Ernährungsplan.
Wenn sie sich dann so richtig unbeliebt machen will, braucht sie nur den Satz: „Benutzen Sie sicherheitshalber beim Kochen für jeden Topf einen eigenen Schneebesen und achten Sie bei Tisch darauf, dass zum Schöpfen verschiedne Kellen verwenden" auszusprechen. Dann sind ihr hasserfüllte Blicke gewiss.
Davon haben die Dozenten an der Fachschule nichts gesagt. Natürlich sind die meisten Besucher in der Beratungsstunde verständnisvoll und dankbar, aber wenn Regina die „moderne Diabetes-Ernährung" anpreist und ihre Zuhörer mit verschlossenen Gesichtern mitschreiben, fühlt sie sich dennoch unzulänglich.
„Keine Angst vor Kohlenhydraten".
Sie sagt das bewusst positiv, nickt freundlich dazu und klebt bunte Kärtchen an die Tafel.
„Achten Sie auf die Geschwindigkeit: Limonade und Süßigkeiten schießen ins Blut, Weißmehlprodukte und Obst strömen. Kartoffeln fließen ins Blut und Kohlenhydrate aus Milch tropfen nur noch. Am langsamsten geht es dann bei Hülsenfrüchten und gemüse – da sickern die Kohlehydrate ganz langsam."
So richtig genervt sehen ihre Zuhörer aber erst aus, wenn Regina in betont neutralem Tonfall ihren Turbogeheimtipp verrät.
„Besonders empfehlenswert sind Vollkornprodukte, da sie den Blutzucker relativ langsam ansteigen lassen und reich an Ballaststoffen, Vitaminen und Mineralstoffen sind."
In ihrem ersten Diabeteskurs nach der Ausbildung hatte ein junger Mann diesen ekligen Lehrbuchsatz humorvoll

kommentiert, alle anderen Kursteilnehmer zum Lachen gebracht und sogar Regina musste grinsen.
„Toll. Klingt charmant, wirklich."
Dann hatte er sich umgedreht und den anderen zugezwinkert.
„Wer solche Freunde hat, braucht keine Feinde mehr!"

Natürlich kann Regina der Diätgruppe das Rezept für die magische Kohlsuppe notfalls noch im Tiefschaf aufsagen: „Ein Weißkohl, zwei grüne Paprika, ein Kilogramm Karotten, sechs Frühlingsszwiebeln, eine Stangen Sellerie, zwei Dosen Tomaten und Kräuter nach Wahl."
Sie verkauft das gleiche Rezept ohne mit der Wimper zu zucken auch als „französische Art" und dann gibt es eben ein Baguette und eine Knoblauchzehe dazu.
So richtig Spaß macht es ihr aber, ihrer spanischen Kollegin am Telefon die Zubereitung von Kaiserschmarrn zu erklären.
„Drei Eier trennen. das Eiweiß zu steifem Schnee schlagen. 150 Gramm Mehl, ein Achtel Liter Milch, eine Prise Salz, ein Teelöffel Zucker und das Eigelb zu einem schaumigen Teig rühren, dann den Eischnee vorsichtig darunterziehen. Die Butter in der Pfanne erhitzen, die Masse etwa fingerdick einlaufen lassen. Goldgelb anbraten und in den noch etwas weichen Teig die Rosinen streuen. Den Schmarren mit zwei Gabeln in Stücke zerreißen, wenden und auch auf der anderen Seite bräunen. Zum Schluss Staubzucker drüber streuen. Fertig!"
Regina mag ihren Beruf, keine Frage. Doch irgendwie verflog der erste Überschwang dann ertappte sie sich dabei, wie sie nach glutenfreien Produkten griff und

Cholesterinwerte verglich. Sie kochte gedankenlos die Rezepte für Darmkrebspatienten nach und ihre Freundin tippte sich ganz ungeniert mit dem Finger an die Stirn, als Regina mitten in einem Geburtstagsessen ihren Tischnachbarn nach seinem Blutzuckerspielgel fragte.

„Du wirst zum Fachidioten!" sagte Tina.
„Du brauchst einen Ausgleich!" sagte Oliver.
„Hast du denn kein Hobby?" fragte Jens.
Regina war schuldbewusst zusammengezuckt.
„Doch, schon..."
Nun ging es rund. Alle drangen in sie und je mehr sie fragten, desto blöder kam sich Regina vor.
„Bungeejumping? Karate? Briefmarken? Yoga? Weben? Kalligrafie? Socken stricken? Klöppeln? Chinesisch?"
Regina schüttelte den Kopf.
„Ich koche gern."
Mucksmäuschenstill war es am Tisch gewesen und dann lachten alle bis ihnen die Tränen über die Wangen liefen. Zuerst wollte Regina wütend werden, dann lachte sie mit. Mitlachen ist immer vernünftiger als schmollen.
„Ihr seid gemein!"
Pitt schlug mit der Faust auf den Tisch, dass die Gläser klingelten.
„Findet ihr das nicht etwas niveaulos? Mittags lechzt ihr nach euren Koch-Shows und abends lacht ihr Regina aus!"
Betretenes Schweigen machte sich breit.
„Ach Pitt, lass doch. Das war ja nicht bös gemeint."
Regina war es peinlich, so im Mittelpunkt zu stehen, doch Pitt hatte Feuer gefangen und so bekam der Abend ein neues Gesicht.

Das ist nun zehn Monate her. Pitt und Regina haben Kochbücher gewälzt und Pläne geschmiedet und allen Mut zusammengenommen. „Kochen wie die europäischen Nachbarn" nennen sie ihren Kurs. Innerhalb weniger Stunden war er ausgebucht gewesen und die ersten Anmeldungen für den nächsten Kurs liegen schon auf Pitts Schreibtisch.

Am ersten Abend hatten die Teilnehmer hatten erstaunt gesehen, dass man die Kalbfleischstreifen für „Züricher Geschnetzeltes" nicht mit den Pilzen zusammen in die Pfanne gibt.

In der zweiten Woche wurden belgische Crepes gebacken – hauchdünn und besonders luftig, weil sie statt normalem Zucker gesiebten Puderzucker verwendet hatten.

Die nächste Kochreise führte nach Bulgarien und an einem heißen Sommerabend bereiteten sie eine Joghurtsuppe mit Dill, Gurken und fein gehackten Walnüssen zu. Zur dänischen Käsesuppe wurde ein kleines Gläschen Aquavit ausgeschenkt und beim isländischen Lachssalat gab es sogar Urlaubsdias.

Die Abende wurden immer lustiger. Man buk Zimtschnecken, die in Norwegen Killingsböller genannt werden, testete den Atem nach jugoslawischem Zwiebelsalat und knabberte rezente lettische Kümmelkekse, die als besondere Note mit Orangensaft verfeinert werden.

Sie überfraßen sich an russischer Soljanka-Fleischsuppe, formten aus weichen Kartoffeln und Mehl echt ungarische Langos-Fladen und weinten gemeinsam für die französische Zwiebelsuppe.

Alles schmeckte, alles wurde überschwänglich gelobt – bis auf die norwegische Römmegröt, eine Getreidegrütze, die

mit Zimt, Zucker und Himbeersaft angerichtet wird und einen quälend vollen Magen verursacht. Als Pitt jedoch zur Nachbehandlung eine Flasche Himbeergeist aus seinem Rucksack zauberte war die Welt wieder in Ordnung.
Nicht nur die Kurswelt, auch Reginas private Welt ist jetzt in Ordnung. Morgens überwacht sie die Schonkostzubereitung und abends kommt der kulinarische Ausgleich und sie denkt weder an Gluten noch an Milchpulverallergien.
Und keiner, der nach ihren Rezepten kocht und ihre hilfreichen Tipps befolgt ahnt auch nur im Gerinsgten etwas davon, dass Regina vor zehn Jahren wegen ihrer Magersucht in einer Klinik an der Ostsee beinahe gestorben wäre.

Der Sozialdienst

„Grüß dich Rita, ich brauche dringend Taschentücher."
„Du solltest dir einen Vorrat anlegen."
„Du wirst es nicht glauben: das war mein Vorrat. Ich kann es mir auch nicht recht erklären, aber er ist immer viel zu schnell erschöpft."
„So lange du nicht erschöpft bist?"
Anne schmunzelt.
„Nettes Wortspiel – aber ehrlich: ich denk schon gar nicht mehr drüber nach. Es gibt so viel Elend in diesem Haus und so viele Tränen und so wenig Taschentücher!"
Rita ist ernst geworden.
„Deinen Job möchte ich nicht haben."
Anne schaut Rita an wie ein waidwundes Reh.
„Ich eigentlich auch nicht."
Verblüfft schaut Rita der Sozialarbeiterin hinterher, die im Laufschritt den Kiosk verlässt.

Anne ist genauso verblüfft über ihre spontane Antwort.
„Ist es tatsächlich schon so weit mit mir?"
Sie zuckt resigniert mit den Schultern und streicht sich die Haare aus der Stirn. Gut, dass in zwei Minuten die Sprechstunde beginnt und dadurch keine Zeit zum Grübeln bleibt.
Die ersten Besucher kommen gerade aus dem Aufzug, als sie um die Ecke biegt.
„Guten Tag Frau Bergmann. Nur keine Eile – wir haben doch Zeit."
Dankbar lächelt Anne das Ehepaar an. Die beiden sind so reizend in ihrer Fürsorge umeinander. Er möchte ihr alles

Schwere abnehmen und sie möchte ihm nur ungern zur Last fallen. Nun werden sie miteinander zur Kur fahren und mit freundlichen Helfern den neuen Alltag erlernen.
„Wie sieht die Wunde heute aus?"
Frau Schneider lächelt.
„Prima - die Fäden sind raus!"
„Wirklich? Das ist schön. Als wir uns das letzte Mal gesehen haben, war alles noch vereitert."
Herr Schneider legt seiner Frau liebevoll die Hand auf die Schulter.
„Meine Irene ist so tapfer – und wir haben gebetet, das hat gewiss auch geholfen!"
„Aber jetzt brauchen wir die Formulare für die Kur und dann kommt der Physiotherapeut. Ab heute machen wir nämlich Gehübungen mit der Prothese. Ich bin richtig aufgeregt!"

Kurze Zeit später hat Anne die nächste Patientin am Tischchen sitzen und das erste Taschentuchpäckchen ist schon wieder halb geleert. Das müsste Rita sehen!
Larissa ist gerade volljährig geworden und muss mit allen Sorgen und Problemen allein fertig werden. Die Eltern sind für ein Jahr nach Mexiko gereist, weil der Vater dort als Statiker an einem Staudamm baut. Die misstrauische Mutter will ihn wegen der vielen hübschen Mädchen nicht allein lassen und so ist Larissa eben für sich selbst verantwortlich.
Normalerweise klappt das prima – aber nach einem komplizierten Beinbruch braucht sie Hilfe im Alltag. Anne hat ihr eine lange Liste erstellt und bereits die wichtigsten Ansprechpartner kontaktiert. Nun will sie Larissa dazu über-

reden, eine Freundin mit in die Wohnung zu nehmen, weil sie dem Mädchen das Alleinsein nur bedingt zutraut.
„Zumindest in den ersten Wochen, Larissa. Du wirst sehen, dass du rasch ermüdest und froh bist, wenn jemand die Sprudelkisten für dich schleppt."
Sie streicht dem Mädchen sanft übers Haar.
„Und es ist gut, wenn dich jemand auf andere Gedanken bringt. Du weinst zu viel. Der Bruch ist verheilt und du hast nur noch eine Narbe am Bein – aber du fühlst dich von deinen Eltern im Stich gelassen und das gibt eine Narbe im Herzen. Ich möchte nicht, dass du vor Kummer krank wirst, verstehst du? "

Eine Stunde später hat sie drei Anträge ausgefüllt, zwei Bescheinigungen abgestempelt und einer vor Elend am ganzen Körper zitternden jungen Mutter ein Buch über Gebärmutterhalskrebs ausgeliehen. Sie kann kaum noch die Augen offen halten.
Nun muss sie nur noch zwei Telefonate mit der Krankenkasse wegen eines Transportscheines und einer unbezahlten Rechnung tätigen und dann hat sie hat Feierabend und kann ihrem beginnenden Hexenschuss die gewünschte Aufmerksamkeit schenken.

Nach einem Melissenbad, das sie herrlich entspannt und belebt hat ist sie zwar nicht gerade tatendurstig, aber sie möchte den Tag harmonisch ausklingen lassen. Paul ist beim Volleyballtraining und so kann sie den ganzen Esstisch mit ihren Malutensilien belegen.
Zuerst aber sucht sie sich eine CD aus. Kölsch-Rock? Beethoven? Nein, etwas Sanftes, Ruhiges, Melodisches. Etwas

das inspiriert. Hier, das passt wunderbar: „Die Kinder des Monsieur Mathieu". Diesen Film könnte Anne noch ein Dutzend mal ansehen und jedes Mal aufs Neue weinen, wenn aus den schwer erziehbaren wilden Jungs allmählich bezaubernde Sänger werden. Der sanfte Chorgesang passt zum Melissenbad und zu Annes Wunsch nach einem ruhigen Abend.

Als die klaren Kinderstimmen ertönen, spannt sie sorgfältig ein großes Seidentuch auf den Rahmen, holt die Schachtel mit den Farbgläsern und stützt den Kopf in die Hände.

Anne kann nicht verstehen, dass Schriftsteller und Maler das weiße Blatt als Feind empfinden – sie genießt es, vor der Arbeit auf das schöne leere Weiß zu starren, bis sie darin zu versinken meint.

Weiß ist die Farbe der Unschuld, der Reinheit und der Wahrheit und auch die neugetauften Christen trugen weiße Kleider. Weiß ist neutral und vermittelt das Gefühl von Weite.

Langsam taucht sie den dicken Pinsel in das feurige Rot und zieht ihn über die Seide. Mit schiefgelegtem Kopf betrachtet sie das Fließen der Farbe und wie kleine zackige Ränder und weiche Wellen entstehen.

Sie liebt Rot. Deshalb hat sie sich beim neuen Klinikfriseur gestern eine rote Strähne ins schwarze Haar färben lassen. Rot ist zwar die Farbe des Blutes - aber es erzählt auch von Feuer und Macht. Im alten Rom hatten die Generale, der Adel und die Patrizier rote Kleider getragen - und natürlich der Kaiser selbst.

Rot belebt die Menschen, es ist der zündende Funke und hat eine fantastische Energie. Wenn Anne einen roten Pulli anhat, fühlt sie Lebenskraft und Mut und kann sich und

andere begeistern. Und die Männer schauen sie zwei Mal an und lächeln.
Dazu passt auf jeden Fall ein kraftvolles Orange. Während sich die beiden Farben miteinander verbinden und eine sinnliche Spur hinterlassen kehren Annes Lebensgeister zurück.
Auch die Tischdecke in ihrem kleinen Besprechungszimmer in der Klinik ist orange. Es gibt ein sanftes Gefühl von Wärme und Geborgenheit, macht heiter und nimmt die Niedergeschlagenheit. Bei Orange fühlen sich nur nur Kranke willkommen.
Und jetzt? Rosa wirkt zwar besänftigend, passt aber genauso wenig dazu wie Blau, das angeblich geduldig macht und bei Entzündungen und Schlaflosigkeit hilft. Anne hat beides nicht - also weg mit dem blauen Töpfchen.
Hellblau gehört auch nicht hierher. Anne kichert leise vor sich hin. Ihr erster Chef hatte immer behauptet, er würde bei schwierigen Verhandlungen ein hellblaues Hemd anziehen, weil es auf Streithähne besänftigend wirke. Hat die Klinikverwaltung deshalb weiße Kittel mit hellblauen Taschen eingekauft? Reinheit fürs Personal und Sanftmut für die Patienten?
Anne schaut unschlüssig vom Seidentuch auf die Schachtel und zurück. Dann greift sie beherzt zu Schwarz.
„Ist mir doch egal, wenn Schwarz für Trauer und die Nacht steht. Die Nacht wird durch die Ruhe und den Schlaf erholsam und die Trauer gehört nun mal zum Leben dazu."
Entlang der bizarren roten Fransen malt sie nun dicke schwarze Punkte. Dann lehnt sie sich zufrieden zurück. Das sieht gut aus, der Kontrast macht es spannend. Im Leben und in der Malerei. Jetzt wirkt das Tuch richtig peppig.

Nun muss die Farbe trocknen und Anne hat Zeit, sich einen Tee zu kochen.

Mit geschlossenen Augen greift sie in ihre Teekiste: Malve! Wie nett - noch mal Rot, süßes, leckeres Rot. Bis das Wasser kocht, schaut sie hinaus an den Sternenhimmel und plötzlich erinnert sie sich an ihre Kindheit.

Am Abend eines heißen Sommertages durfte sie der Großmutter beim Gießen helfen und das erste Mal die schwere Kanne tragen. Bunte Falter saßen auf den Malvenblüten, alles duftete unbeschreiblich süß. Die Welt war in Ordnung, das Leben war schön. Und dann stolperte Ännchen und das Wasser ergoss sich auf die bemoosten Steinplatten.

Anne lächelt trotz der leicht schmerzhaften Erinnerung. Ihr Knie war damals aufgeschürft und blutete ein wenig und sie hatte ihr Gesicht in den Händen verborgen. Oh je - würde die Großmutter nun wegen des vergeudeten Wassers schimpfen?

Die Großmutter aber war gütig und lebensfroh und anstatt ungeduldiger Worte nahm sie ihre Enkelin in den Arm und steckte ihr eine köstliche Erdbeere in den Mund.

„Riech nur, was du gemacht hast! So riecht der Sommer - kostbares Nass auf sonnenwarmen, staubigen Steinen. Ist das nicht einfach herrlich?"

Wenige Tage später war die Großmutter sanft in ihrem Bett eingeschlafen und Anne verbindet diesen Geruch nun auf immer mit der lieben alten Frau.

So viel Rot. Rote Erdbeeren, roter Tee, ein rotes Bild. Mit leichter Hand wischt Anne eine Träne ab und greift wieder zum Pinsel. Ruhig setzt sie in das dunkle Schwarz winzige silberne Punkte, denn Silber symbolisiert innere Eingebung, übersinnliche Fähigkeiten und Klarsichtigkeit. Immer sieben Punkte nebeneinander.

Und dann hat sie eine glänzende Idee und schreibt mitten ins feurige Rot schwungvoll „Larissa". Das ist ein schönes Geschenk, zu dem nur noch eine Karte gehlt. Anne wählt eine edle Rose mit einem Tautropfen aus, die sie erst gestern bei Rita am Kiosk gekauft hat.

„Für deine neue Wohnung" schreibt sie mit großer klarer Handschrift und hofft, dass etwas von ihrer eigenen Entschlusskraft auf das verzweifelte Mädchen übergehen wird.

Als sie gerade das letzte Farbtöpfchen zuschraubt, kommt Paul nach Hause.

„Du strahlst - geht's dir gut?"

Anne küsst ihn auf den vom Duschen immer noch feuchten Bart.

„Ja, mit geht's gut. Richtig gut. Ich kann gar nicht mehr verstehn, dass ich heute morgen so müde und ausgebrannt und freudlos war."

Die Reinigungskraft

Sarah weiß, dass sie gut ist. Gut und ordentlich und verlässlich. Sie macht ihre Arbeit gern und denkt stets „ich darf arbeiten" und nicht „ich muss".
Dennoch hat sie diesen Brief in ihrer Jackentasche, von dem sie noch niemandem in der Klinik erzählt hat. Irgendwann wird er ein Loch hineinbrennen, ein Pfleger wird ihn aufheben, auffalten und lesen: „....bedauern wir, das bestehende Arbeitsverhältnis zum 1.4. beenden zu müssen". Und er wird wissen, dass das kein Aprilscherz ist.

„Guten Morgen - der Zimmerservice ist da!"
Die meisten Patienten lächeln, wenn Sarah mit diesem lockeren Spruch hereinkommt. Während sie fegt und wischt und die Tischchen saubermacht, plaudert sie gern ein wenig mit den Kranken.
Sarah war nach ihrer Blindarmoperation froh über jeden freundlichen Menschen, der die Langeweile vertrieben hatte und hat auch nicht vergessen, dass kleine Handgriffe sehr wehtun können. Deshalb macht sie mehr als nur den Reinigungsdienst und schenkt auch Tee nach, öffnet ein Fenster oder bringt eine Zeitschrift.
Seit zwei Wochen ist sie jedoch nicht ganz so sonnig und redelustig, denn dieser böse Satz von der Kündigung lastet auf ihrer Seele. Seither versucht sie auch, ganz unauffällig in den Gesichtern der Kollegen zu lesen.
Hat Lore wirklich nur Kopfschmerzen? Ärgert sich Karin nur über die pubertierende Tochter? Ist es bei Helene tatsächlich der trinkende Ehemann? Oder haben sie alle auch so einen unscheinbaren Brief bekommen, der ihnen

den Boden unter den Füßen weggezogen hat und alle Pläne von heut auf morgen durcheinander wirft?
Seit dieser Brief in der Tasche raschelt, fragt sie sich, wie die Arbeitslosigkeit werden soll, wenn sie schon durch die Kündigung in ein tiefes Loch gefallen ist.
Die ersten Tage konnte sie an nichts anderes denken, war hilflos und verzweifelt. Danach war die Wut gekommen. Eine schäumende, dunkelrote Wut auf die Klinikleitung.
Anzugmenschen an aufgeräumten Schreibtischen jonglieren mit Zahlen und während dabei eine Küchenhilfe, eine Reinigungskraft oder ein Technik hinabfallen, werfen sie ihre eigenen Bälle eine Gehaltsstufe höher.
Aus heiterem Himmel war die Kündigung gekommen, kein Gerücht hatte zuvor die Runde gemacht. Und eine Woche später hatte dann in der Zeitung gestanden, dass Sparmaßnahmen unumgänglich seien und dass dieses gesundschrumpfen die Rettung bringen würde.
Die Rettung für wen? Jedenfalls nicht für Sarah.

Am Donnerstag war unvermutet ihre Schwester zu Besuch gekommen und hatte eine Erklärung für drei nassgeweinte Taschentuchpäckchen verlangt. Rebekka fühlt mit und bald waren es vier Päckchen. Schließlich gewann Bekkis Optimismus die Oberhand und sie gingen zusammen joggen, um die Wut wegzulaufen.
„Hast du dich schon nach was anderem umgeschaut?"
Rebekka will immer alles genau wissen. Sarah schüttelte den Kopf.
„Nein, es lähmt mich zu sehr. Ich will gar nicht wissen, ob der Markt gerade gut oder schlecht ist. Ich habe Angst vor der Antwort. Und ich schäme mich, auf dem Arbeitsamt

anzurufen. Ich glaube, ich kann das Wort einfach nicht aussprechen."
Zahnfleischschwund, sitzen bleiben, Arbeitslosigkeit – das betrifft doch immer die anderen Familien. Sarah hat den Gedanken an eine Bedrohung ihrer kleinen heilen Welt nie zugelassen. Als Lars „Zigaretten holen" ging und sie mit der kleinen Nadja alleine ließ, hat sie alles Schlechte und Böse weggedrängt, weil sie eine weitere Herausforderung nicht mehr geschafft hätte.
Deshalb malte sie sich eine rosarote Welt zurecht. Ohne Mutters Mithilfe hätte diese Welt natürlich schwarze Sprenkel, aber wie würden sie mit einem ganzen Topf schwarzer Farbe zurechtkommen?

Gestern Abend hatte sie nach dem La-le-lu-Lied in einem Forum gesurft und einen Vorgeschmack auf ihre eigene Zukunft bekommen.
Antriebslosigkeit und das Gefühl von Minderwertigkeit wurden dort geschildert und dass sich die Betroffenen ausgeschlossen fühlen.
Sie haben am Mittagstisch nichts mehr aus ihrer Berufswelt zu berichten und beginnen zu schweigen. Der Kontakt mit den Arbeitskollegen bleibt kurze Zeit erhalten, dann kann man auch da nicht mehr mitreden und gehört nicht mehr dazu.
Scheinbar stellen viele erst nach ihrer Entlassung fest, wie viel ihnen die Arbeit bedeutet hat und manch einer ist entsetzt, weil nun merkt, dass es gar nicht anderes gibt. Die Arbeit ließ keine Zeit mehr für Hobbys, denen man jetzt nachgehen könnte oder man war zu müde oder kümmerte sich um die Familie.

Noch schlimmer ist es, wenn Anerkennung und Lob nur im Berufsleben möglich waren und jetzt wegfallen. Dann bleibt nichts mehr übrig und man fühlt sich schnell als ungeliebter Versager.
Zahlenmäßig sind Arbeitslose leider keine Randgruppe mehr – aber gefühlsmäßig. Wer über seine Sorgen oder Gefühle spricht, bekommt nur zu oft gesagt: „Sei doch froh, das ist doch wie Urlaub. Nun kannst du endlich all das tun, wonach du dich gesehnt hast."
Das stimmt nicht. Erstens waren diese Wünsche oft nur unerfüllbare Träume. Zweitens ist ja niemand da, der beim morgendlichen Waldspaziergang oder beim Minigolfspiel mitmacht. Drittens kosten solche Träume meistens Geld.
Natürlich liest Sarah auch von diesem Multimilliardär in der Zeitung, der beim Spekulieren an der Börse fünf Millionen Euro verloren hat und nun bitterlich jammernd beim Staat Trost und Hilfe sucht und sehr wahrscheinlich auch bekommen wird. Sie ist allerdings realistisch genug, um nicht auf Hilfe für sich zu hoffen. Eine Ungelernte ist nirgends begehrt und wenn sie dazu noch ein zweijähriges Kind hat, verschließen sich die Gesichter rasch.
Ihr ist jetzt schon klar, dass der ach so große Not leidende Multi weiterhin nach Dubai fliegen kann, dass sie jedoch Kinobesuche und Pizza streichen muss. Die Freunde werden gewiss nicht den neuesten Til-Schweiger-Film gegen einen Abend bei ihr und Nadja eintauschen.
„Wie lange wird es wohl dauern, bis ich psychosomatische Beschwerden bekomme?"
Sarah wischt mit Desinfektionsmittel die Türab, als sie nebenan zwei Schwestern hört. Sarah lauscht sonst nicht fremden Gesprächen, aber jetzt spitzt sie doch die Ohren.

„Ich hab Beate gesagt, sie soll sich nicht unter Druck setzen. So ein seelisches Tief muss man in Ruhe aufarbeiten, Sie kann sich jetzt etwas Schönes gönnen. Oder eine neue Sprache lernen."
Sarah lauscht sonst nicht fremden Gesprächen, aber jetzt spitzt sie doch die Ohren.
„Wenn sie als Krankenschwester keinen Job mehr bekommt, kann sie ja umschulen. Ernährungsberaterinnen sind zurzeit sehr gefragt. Ich finde, man darf nicht den Kopf in den Sand stecken, wenn man arbeitslos ist. Beate muss sich eben auf ihre Stärken und Schwächen besinnen und notfalls umziehen. Oder sie soll sich selbständig machen und häusliche Pflege anbieten."
Sarah atmete tief ein. Aha, also nicht nur das Reinigungspersonal - auch die Schwestern werden ausgedünnt. Umziehen? Das ist von einem Außenstehenden leicht gesagt. Mag sein, dass Beate unabhängig ist - aber Sarah ist es wegen Nadja nicht. Natürlich könnte sie auch Privathaushalte putzen oder ein Servicebüro eröffnen, das „Dienstleistungen aller Art" anbieten würde.
Sarah grinst ein wenig und entfernt von der großen Glastüre die Fingerspuren. Sie macht ja Pläne! Das heißt, dass es mit ihr zumindest ein bisschen bergauf geht und nach vorne schauen ist allemal besser als Selbstmitleid – aber wie wird sich der Erfolg einstellen? Wer kann sie beraten? Kann man mit solch einer Idee auch beim Arbeitsamt aufkreuzen - oder halten die einen dann für verrückt? Gibt es ein extra Amt für Leute, die sich selbständig machen wollen?
"Wenn Sie nicht demnächst mit Schrubben aufhören, machen Sie ein Loch in der Tischplatte!"

Herr Büsing sitzt am Fenster und liest eine Skizeitschrift. Er tippt mit spitzem Finger auf eines der verlockenden Fotos. Hohe Berge, herrlich unberührter Neuschnee und darüber ein knallblauer Postkartenhimmel.
„Schauen Sie, das ist das Hotel meiner Enkelin!"
In Sarah brandet sofort Neid auf. Manche haben sogar ein eigenes Hotel und sie selbst hat bald nicht mal mehr einen Job. Grimmig schaut sie auf das Winterparadies.
„Eigentlich sind Sie beide Kolleginnen - Susanna ist Zimmermädchen im Hotel und Sie in der Klinik. Das macht wohl kaum einen Unterschied? Bei Susanna liegen die Gäste allerdings nicht im Bett rum - dafür muss sie jeden Tag die Betten beziehen und die Sauna putzen und das bleibt Ihnen hier erspart, stimmt's?"
Ach so. Sarah beruhigt sich gleich wieder.
„Ich dachte, Ihre Enkelin sei die Chefin!"
Der nette Patient schüttelt den Kopf.
„Oh nein. Susanna ist arbeitslos geworden und konnte erst für Juni eine neue Stelle finden. Da hat sie sich kurz entschlossen im Schwarzwald beworben. Nun ist sie also Saisonarbeiterin wie die Erdbeerpflücker und Spargelstecher. Das beste an der Sache ist allerdings, dass sie ihren kleinen Sohn mitnehmen durfte. Der amüsiert sich königlich im Kinderclub während sie arbeitet und ihre Erfahrungen sammelt."
Herr Büsing legt den Kopf schief und schaut prüfend auf das junge Mädchen.
„Lernen Sie hier auch was fürs Leben?"
Sarah schaut auf Herrn Büsing, auf die Hochglanzwinterpracht und dann hinaus in den Klinikgarten. Sie darf nicht mit den Patienten sprechen, aber es doch eh egal.

„Ja. Ich hab gelernt, dass mich die einen Putzfrau und die anderen Reinigungskraft nennen und in meinem Vertrag steht Fachkraft für Oberflächen. Und dass es hier besonders viele Schutzengel gibt. Für die Kranken, für Ärzte und Schwestern. Und scheinbar auch für mich."

Kurzentschlossen zieht sie ihren wüsten Knitterbrief hervor und legt ihn auf das Foto vom Winterberg. Langsam faltet ihn Herr Büsing auf und liest Zeile für Zeile. Zuerst sieht er erschüttert aus, dann lächelt er.

„Heut scheint mein Schutzengel im ganzen Haus herumzufliegen und ist wohl immer zur richtigen Zeit am richtigen Ort."

Er holt einen altertümlich aussehenden Füller aus seiner Nachttischschublade, schraubt ihn auf und notiert etwas auf Sarahs Kündigungsschreiben.

„Heute morgen hab ich im Kiosk eine werdende Innenarchitektin kennen gelernt - und nun eine zukünftige Hotelbesitzerin. Das Leben ist doch wirklich kunterbunt."

Neugierig nimmt Sarah den Umschlag entgegen.

Renate Schilling. Hotel Rosengarten. Hinterzarten.

„Rufen Sie an, ich drück Ihnen die Daumen - und grüßen Sie meine Enkelin."

Der Gärtner

„Wohnst du noch oder lebst du schon?"
Das fragt sich Thomas auch an diesem Morgen wieder. Allerdings sind seine Gedanken dabei meilenweit von schwedischen Regalen entfernt. Er schneidet die immergrünen Sträucher entlang der Parkplätze und versucht seinen Zorn klein zu halten.
Gar nicht so einfach. Die Strompreise haben sich in den vergangenen Jahren vervielfacht, für eine Gurke muss man beinah einen Kredit aufnehmen und ein Stückchen Kuchen, das so schmal ist, dass es nicht selbst stehen kann, kostet umgerechnet beinahe sechs Mark.
Der Zahnarzt weiß schon bei der Erstellung des Kostenplans, dass er in vier Wochen einen erhöhten Zeitaufwand haben wird, weil er statt drei mal vier mal trockenpusten muss und für das zehn Sekunden dauernde Ausdrucken des Plans muss Thomas sieben Stunden lang arbeiten.
Das Benzin wird generell vor dem Wochenende und passend zur Ferienzeit zehn Cent teurer und nachher nur acht billiger und dann kommt noch ein Verkäufer vom Blindenhilfswerk an die Haustür, will 20 Wäscheklammern für acht Euro neunzig verkaufen und wird patzig, wenn ihm niemand was abnimmt. All das regt Thomas auf.

Am meisten aber regt er sich über seine Mutter auf. Seine Mutter ist kaufsüchtig. Es ist keine Kauflust, es ist wirklich eine richtige Sucht.
Thomas hat im Internet nachgeschaut. „Die Kaufsucht (Oniomanie, griechisch: onios zu verkaufen) ist eine psychische Störung, die sich als zwanghaftes, unregelmäßig

auftretendes Kaufen von Waren äußert. Sie wird ähnlich wie die Spielsucht oder die Arbeitssucht nicht als eigenständige Krankheit gesehen, sondern zu den Zwangsstörungen gerechnet."

Er ist echt beeindruckt. Im Klartext heißt das wohl, dass seine Mutter zu jenen 9% der Deutschen gehört, bei denen lang zurückliegende Probleme zu einem dramatischen Hilferuf geführt haben.

Er versteht, dass seine Mutter mit ihren Einkäufen alte Gefühle in den Griff bekommen will. Ängste, ein geringes Selbstwertgefühl und Minderwertigkeitsgefühle gehören auch dazu.

Martha war das Älteste von sieben Kinder gewesen und hatte im Krieg für die kleinen Geschwister und den Haushalt die Verantwortung übernommen. Der Vater kämpfte für Volk und Vaterland und die Mutter weinte fast den ganzen Tag.

Wer jedoch da war, war Onkel Franz. Er hatte nur noch ein Bein und so blieb ihm die Front erspart. Statt in den Schrecken zu ziehen, verbreitete er daheim Angst und Schrecken.

Die Kleinsten sperrte er ins Dunkle, die Mittleren schlug er. Martha aber musste ihm zu Diensten sein, ehe sie Geld zum Einkaufen bekam. Das Kind, das dadurch geboren wurde, starb nach wenigen Tagen mit seinem Wasserkopf. Martha hatte es nicht sehen wollen.

Sie konnte sich niemandem anvertrauen. Als Onkel Franz kurz nach seinem 50. Geburtstag nach einer Lungenentzündung nicht mehr aus dem Spital heimkam, trank die Siebzehnjährige heimlich im Stall eine ganze Flasche Holunderwein. Zur Feier des Tages.

Onkel Franz war vergessen. Scheinbar zumindest. Denn an Marthas 50. Geburtstag, als jemand sein Glas auf den armen Onkel Franz erheben wollte, brach alles aus ihr heraus.
Anstatt Migräneanfälle zu bekommen oder magersüchtig zu werden, ging sie einkaufen. Auf den ersten Blick scheint das nicht schlimm. Jeder kauft ein, überall lauern Prospekte und Kreditkarten. Dazu kommen Kataloge und das Internet.

Thomas hackt wie besessen auf den lehmigen Boden neben dem Aufzug ein. Dort fällt den Klinikbesuchern das Unkraut am ehesten auf, weil sie Zeit haben. Er will sich abreagieren, nicht schreien. Dann fühlt er sich leichter.
Der Arzt hatte Thomas erklärt, dass seine Mutter sich beim einkaufen kurz prima fühlt. Die Leute sind nett zu ihr, sprechen mit ihr, sie steht im Mittelpunkt. Sie gehört dazu. Die Prospekte sorgen für dieses wohlfühlen. „Hier kaufen Sie Liebe" steht im einen und „Alle Schönheiten des Lebens" verspricht der andere. „Weil Sie es sich wert sind" klingt natürlich auch unglaublich toll und auf den Slogan „Für Ihre Lieben" reagieren garantiert nicht nur Kaufsüchtige.
Daheim merkt Mutter dann, dass sie das Gekaufte nicht braucht. Oder noch schlimmer: dass sie es schon hat. Dann fällt sie in ein tiefes Loch.
So lagern in Schubladen und Kisten Wattestäbchen und Haarspülungen. Seidenschals und Knetmasse. Videos und Stöckelschuhe. Wenn man sie fragt, behauptet sie zu ihrem Schutz, es seien Sonderangebote gewesen. Und schließlich sei es ihr Geld und niemand dürfe ihr Vorschriften machen.

Sie realisiert nicht, dass ihr Geld immer weniger wird. Thomas hat schon das Sparbuch versteckt, was bei Klara einen schrecklichen Anfall hervorgerufen hatte. Es waren richtige Entzugserscheinungen gewesen. Sie hatte gezittert, geschwitzt und war wie von Sinnen.
Er hatte auch probiert, sie aus einem Geschäft herauszuholen, als sie dabei war den vierten Fernseher zu kaufen. Da hatte sie angefangen zu schreien, hatte sich auf den Boden geworfen und den Verkäufer an seinen Beinen umklammert. Es war unglaublich peinlich gewesen. Alle anderen Kunden hatten den Laden verlassen und Thomas wusste sich nicht anders zu helfen, als ebenfalls zu gehen.
Die Fernseher hatte er über ebay wieder losbekommen - aber die Rührgeräte, Halsketten, Lebkuchen und Heizdecken wurden immer mehr. Und wer ersteigert schon einen Nussknacker - oder gleich elf!
Thomas fürchtet sich schon vor dem Winter. Schlittschuhe und Pelzmäntel kann er nur mit großem Verlust weiter verkaufen. Wenn sie wenigstens Holz oder Kohlen bringen würde! Gestern war sie mit einem Paket Windeln angekommen, obwohl niemand in der Familie ein Baby hat.

Thomas zittern die Hände. Kaum kann er die Heckenschere halten. Sicher ist sie schon wieder unterwegs. Neun Uhr, die Läden öffnen. Was wird es heute sein? Unterwäsche, die ihr nicht passt? Eine Perücke? Oder ist ein paar Tage Ruhe? Normalerweise gibt es eine kleine, für Seele und Geldbeutel erholsame Pause, ehe wieder etwas in ihr aufbricht und der Wunsch nach neuen Einkäufen erwacht. Manchmal bebt Thomas vor Sorge genauso wie seine Mutter wegen der Sucht.

„Mal sehn, wer länger durchhält."
Ja, genauso hatte sie es letzte Woche gesagt, als sie eine Friteuse und den sechsten Eierkocher angeschleppt hatte. An manchen Tagen denkt Thomas, er würde aufgeben. Er würde ausziehen und sie ihrem Schicksal überlassen. Ohne Selbsthilfegruppe, ohne Therapie gibt es einfach keine Hoffnung.
Dann wieder fühlt er sich verantwortlich und hat Mitleid mit ihr. Die Geschwister halten sich fein raus. Sie wohnen weit weg, glauben ihm gar nicht recht. Wenn sie mit der Mutter telefonieren, macht sie immer so einen vernünftigen Eindruck und sie plaudert auch gar so nett. Von was? Naja, vom Einkaufen und wie doch alles teuer geworden ist..

Vor einem halben Jahr hat er versucht, Martha einzuschließen. Zuerst hatte sie in ihrer Wut das gesamte Küchengeschirr zerschlagen und dann die Polizei gerufen. Thomas hatte gehofft, dass dadurch ein neuer Weg möglich sei - doch weit gefehlt. Familiäre Streitigkeiten ohne Personenschaden oder Anzeige sind nicht Sache der Polizei.
„Ist es also meine Sache? Muss ich das wirklich aushalten?"
Thomas harkt mit wilden Bewegungen die Heckenreste zu einem Berg.

„Wenn Sie so weiter machen, kriegen Sie noch einen Herzinfarkt und landen da drin!"
Rosa ist hinter den Gärtner getreten. Sie hat ihn schon eine ganze Weile von ihrer Bank aus beobachtet. Sie ahnt, dass in diesem jungen Mann eine verzweifelte Wut brennt,

die ihn hilflos macht und er tut ihr Leid. Deshalb lächelt sie ihr sanftestes Lächeln. Erstaunlicherweise blafft Thomas nicht zurück, sondern grinst.

„Kein Problem für mich - wenn ich das Zimmer neben Ihnen bekomme!"

Der Zivi

„Du kannst auch gar nichts."
Diesen Satz hat Benjamin seit vielen Jahr im Ohr. Wenn er Pfarrer Holzmann und die Jungschar nicht hätte, würde er tatsächlich an seine Unfähigkeit glauben. So aber schleppt er sich von Tag für Tag weiter und streicht abends einen weiteren bewältigten Tag ab.
Gerade eben steht er im Aufzug. Er muss abwärts, ins Röntgen. Nicht mal das kann er wirklich, denn er hat Angst im Aufzug. Dennoch fährt er hundert Mal am Tag auf und ab und hat gelernt, beim Schließen der Türen seine Atmung unter Kontrolle zu bringen. „Vater unser im Himmel" denkt er, wenn er den Knopf drückt und danach nur noch „dein Wille geschehe".
Benjamin muss das hier schaffen. Er hat die Bundeswehr abgebrochen, hat nach sechs Wochen verweigert. Er muss den Zivi durchziehen. Hier. Nicht im Kindergarten und nicht in der Vogelwarte, nicht bei der Sportjugend und nicht beim Spielmobil. Er ist ausgerechnet in der Klinik gelandet und immer wieder hört er den Satz, der vielleicht irgendwann sein Leben kaputt machen wird: „Du kannst auch gar nichts."
Begonnen hatte er in der Unfallchirurgie. Als er sich auch noch am vierten Tag ständig übergeben musste und das Zittern gar nicht mehr aufhörte, schickte man ihn zu den Kindern.
Nach einer Woche nächtlichem Heulen wechselte er auf die Innere und schließlich zum „Hol- und Bringedienst". Man machte ihm unmissverständlich klar, dass man am Ende der Möglichkeiten ist und dass er sich hier einfinden muss.

Nun bringt er verschmutzte Betten in den Keller und saubere auf Station. Er fährt bettlägerige Patienten zum Röntgen, zum Ultraschall oder in den Operationssaal.
„Ist doch ein schlauer Job" sagt sein Bruder.
„Besser kannst du es nicht mehr haben" sagt seine Schwester.
Beide haben noch nie ein Bett geschoben, in dem eine wimmernde, abgemagerte Frau liegt, die in ihrer Demenz vor jedem neuen Gesicht Todesangst hat.
Beide haben noch nie ein Bett geschoben, in dem ein Mann liegt, der zum elften Mal operiert wird und kaum mehr die Kraft hat, seinen Arm zu heben.
Beide haben noch nie ein Bett geschoben, in dem eine schluchzende Frau liegt, die gerade ein totes Kind zur Welt gebracht hat.
Beide haben noch nie ein Bett geschoben, in dem eine Opernsängerin liegt, die Angst davor hat, nach der Operation nicht mehr sprechen zu können.
„Hol- und Bringedienst". Das klingt so einfach. Holen. Bringen. Da wird nichts von ihm erwartet. Und doch fühlt er sich jedes Mal als Versager, weil er nicht die Courage hat, ein kleines Gespräch zu beginnen. Weil er nicht lächeln kann. Weil er nicht mal eine Hand halten kann. Weil er übers Bett hinweg auf die Leuchtanzeige starrt und „Dein Wille ge-schehe" denkt.

Seine Mutter hat jeden Abend Dutzende von Ratschlägen parat.
Sein Vater lacht ihn derb aus.
Seinen Geschwistern geht er auf die Nerven.
Jungschar ist leider nur dienstags und donnerstags. Dort

gibt es kein Blut und keinen Uringeruch. Dort gibt es keine Angst und keine Schmerzen. Dort lauert nicht ständig der Tod. Dort muss er keine Angst vor den unberechenbaren Momenten des Lebens haben.
Dort schauen die Achtjährigen bewundernd zu ihm auf, wollen rennen und werfen und hüpfen und lachen. Dort sind alle blauäugig, glauben an ein schönes, heiteres Leben und ans Sandmännchen und den Weihnachtsmann.
Vertrauensvoll sagen alle „Du, Benni - bist du mein Freund?" und die warmen und nicht immer sauberen Kinderhände lassen die Wunden heilen, die er in der Grundausbildung bei den „Hauptverteidigungskräften" bekommen hatte.

„Du bist einfach zu sensibel" sagt seine Mutter.
„Du darfst das nicht so ernst nehmen" sagt sein Bruder.
„Du musst einfach weghören" sagt seine Schwester.
„Du musst ein richtiger Mann werden" sagt sein Vater.

Natürlich war Benjamin von Anfang an klar, dass die Bundeswehr kein Murmelspiel ist - aber er konnte es einfach nicht wegstecken, dass sie nur angeschrien oder beleidigt wurden. Dass es keine Bitten und keine Fragen gab sondern Befehle. Und dass diese grundsätzlich gebrüllt werden.
Dass man bei 34 Grad im Schatten auf einem 30-Kilometer-Marsch kein Wasser trinken darf und keine Mahlzeit länger als zehn Minuten dauert. Dass man morgens um Fünf brüllend geweckt wird und bei den geringsten Verzögerungen „Ritterkreuzaufträge" aufs Auge gedrückt bekommt und danach wie zum Hohn ausführliche Vorträge über das Grundgesetz vorgebrüllt wurden, in dem verankert ist, dass die Würde des Menschen unantastbar sei.

Benjamin verzichtete schließlich darauf „seine eigenen körperlichen Grenzen kennen zu lernen" und ihn reizten weder den Lastwagenführerschein noch die vielgepriesene körperliche Fitness.

Statt einer Kriegspsychose will er Individualität und der höfliche Satz „Ich bringe die Frau Schneider zur Sono" geht ihm leichter über die Lippen als das zackig und ohne Satzzeichen gebrüllte „Flieger Baumann Herr Major ich melde ihnen Stube 27 mit 14 Soldaten besetzt 13 Soldaten anwesend zum Stubendurchgang angetreten Stube gereinigt gelüftet und zur Abnahme bereit."

Benni will seine männlichen körperlichen Merkmale nicht in der Gemeinschaftsdusche vergleichen, nicht drüber diskutieren und nicht belacht werden. Er will keine schlüpfrigen Zoten hören und keine blutrünstigen Geschichten. Er will nicht im kalten Schlamm kriechen und die „Verteidigung der Landesgrenzen gegen einen konventionellen Angriff" üben.

Er will eigentlich friedlich mit Menschen und für Menschen arbeiten und nun steht er vor Menschen und schafft es nicht.

Ihr Leiden lähmt ihn, weil er immer denkt: „das könnte auch ich sein". Gerade auf der Unfallchirurgie ist ihm die Zerbrechlichkeit des Glücks bewusst geworden. Innerhalb weniger Sekunden kann durch Unachtsamkeit ein Leben völlig aus der Bahn geworfen werden. Die Ärzte tun ihr Bestes für die Gesundheit der Patienten - aber können sie ihnen ihr altes Leben wiedergeben?

Bleibt eine steife Hand, ein blindes Auge, eine Nervenstörung zurück? Oder drohen Scheidung und Arbeitsun-

fähigkeit? Und wie wird der Partner mit dem neuen Leben fertig?
Benjamin entdeckte in jedem Zimmer, wie dicht Glück und Unglück, vorher und nachher beieinander liegen und verlor an einem einzigen Tag den Rest von Unbeschwertheit, den er sich durch das Feldwebelgebrülle hindurch erhalten hatte.

„Du darfst das nicht an dich ranlassen" sagen sie daheim.
„Du wirst dich noch dran gewöhnen" sagen die anderen Zivis.
„Du hast jetzt frei. Geh spazieren oder ins Museum oder ins Kino" sagt die Stationsschwester.
Benjamin entscheidet sich fürs Kino. „Der letzte Kaiser" wird gezeigt und im Handumdrehn vergisst er alle Klinikgeschichten.
Ja, es gibt noch ein Leben ohne Krebsgeschwüre und Kreissägenfinger, ohne Kreislaufkollaps und Motorradunfall, ohne Selbsmörder und Borderliner mit Schnittwunden. Es gibt ein Leben ohne Spritzen und Tabletten und Nebenwirkungen.
„Ohne Nebenwirkungen?"
Nein, das gibt es wohl nicht. Benjamin fühlt tief innen, dass genau diese Nebenwirkungen fürs Erwachsenwerden zuständig sind. Und dann denkt er wieder an Pfarrer Holzmann, der ihn gestern Abend beiseite genommen hatte.
„Jeder Mensch hat einen Engel, Benjamin."
Das hatte er gesagt und versonnen an den klaren Sternenhimmel hinaufgeschaut.
„Und manchmal werden wir selbst zum Engel für andere und dann spüren wir, dass das Leben wirklich lebenswert ist."

Die Sekretärin

Simone hackt heftig auf ihre Tastatur ein. Statt eines vernünftigen Briefes bringt sie jedoch nur vier Tippfehler pro Zeile zustande. Wütend klickt sie auf „speichern" obwohl sich das in diesem Fall ganz gewiss nicht lohnt und steht auf.
„Ich hol mir ein Wasser - soll ich dir auch was mitbringen?" ruft sie ins Nebenzimmer.
„Essiggurken und Schokoriegel" lacht die junge Kollegin. Sie schwanger, hat unglaubliche Gelüste und aufreizend gute Laune.
„Ich tu mein Bestes" verspricht Simone und macht sich auf den Weg zur Cafeteria.
Ihre Schritte fallen ein wenig zu forsch und zu laut aus und sie bemerkt die interessierten Blicke der wartenden Patienten. Nun nimmt sie sich doch zusammen.
„Ich darf mich nicht so gehen lassen, nicht bei der Arbeit."
Und weil Simone durch und durch die Sekretärin des Chefs ist, drückt sie ihre verkrampften Schultern nach unten. Sie atmet langsam ein, wartet fünf Sekunden und atmet sehr sehr langsam wieder aus. Sie stellt sich vor, dass sie in einem langen weißen mittelalterlichen Gewand durch einen zarten Morgennebel auf das Meer zu geht.

„Schon besser."
Simone ist zufrieden mit sich. Ihr mühsam erlernter Trick hat wieder einmal gewirkt. Der Zorn und die Wut und die Verkrampfung vergehen und ohne dass man ihr die Anspannung ansieht kauft sie ein Wasser, ein Tütchen Ketchup und einen Schokoriegel und geht zurück ins Büro.

Das Wasser behält sie, den Rest bringt sie der fresslustgeplagten Kollegin.
„Gürkchen gab's nicht" bedauert sie theatralisch und schließt dann sanft die Tür.

Gestern Abend war das weniger sanft. Da hat sie die Haustür ins Schloss geknallt, dass das Glas der Länge nach gesprungen war. Unnötig, teuer - aber erleichternd. Ihr Mann wird es nicht bemerken. Erstens weil er nie da ist und zweitens, weil er eh nie etwas bemerkt.
Das Büro und die Vorstände. Die Geschäftsessen und Reisen. Der Tennisclub und die Billardfreunde. Vielleicht gibt es auch irgendwo auch eine Jüngere? Simone will es nicht wissen. Gespräche führen zu nichts, Versprechungen werden nicht eingehalten, Abmachungen ignoriert. Sie ist im Prinzip eine alleinstehende Frau.
Sie ist es gewohnt, allein zu planen und zu entscheiden. Und wenn etwas schief geht, muss sie es auch allein ausbaden. So wie die Sache mit der von Oma geerbten Wohnung.
Gestern Abend stand ihr das Wasser bis zum Hals und während sie die lodernde Wut in ihrem Bauch mit einem dicken Schluck Cognac niederkämpfte fiel ihr ein Abend vor vier Monaten ein.
Zwei Stunden hatte sie damals bibbernd in der Kälte vor der Wohnung gestanden und auf den neuen Mieter gewartet. Es war sechs, es war halb sieben. Er ging nicht an sein Handy und er rief nicht an. Dann begann es zu schneien. Keine zarten Flöckchen, sondern richtig dicke überzeugende Klumpen. Mit kalten Füßen und heißer Wut stand sie und wartete und kam sich immer dümmer vor.
Endlich nahm jemand ab.

„Herr Freudel? Sind Sie das?"
Keine Antwort, nur die Gegenfrage.
„Wer ruft da an?"
Höflich bleiben. Immer höflich.
„Simone Freytag. Ihre Vermieterin. Wir waren um Sechs verabredet. Sie wollten mir die Kaution übergeben."
Simone hörte nur noch ein Stimmengewirr, ein gehässiges Lachen und dann wurde sie weggedrückt. Drei Mal probierte sie es noch, der junge Mann nahm nicht mehr ab. Zornentbrannt stapfte sie durch den inzwischen mehr als knöchelhohen Schnee zum Wagen und kämpfte sich dann zwei Stunden lang übers Glatteis nach Hause.
Sie fühlte sich verschaukelt, hatte immer mehr das Gefühl, dass der junge Mann gar nicht vorgehabt hatte, zum vereinbarten Treffen zu kommen.
Dabei hatte alles vielversprechend angefangen. Auf ihr Wohnungsinserat hatte sich niemand außer ihm gemeldet und er war mit seiner Mutter und seiner dreijährigen Schwester gekommen und hatte eine herzerweichende Geschichte erzählt. Vom Wasserrohrbruch in der jetzigen Wohnung, von seinen verdorbenen Möbeln, von der Versicherung die nicht zahlen wollte, von seinem Vermieter, der renovieren wollte. Die Mutter bestätigte, dass er als Schreiner in der Nachbarstadt angestellt und so ein netter ruhiger Junge sei und dass er wirklich am liebsten gleich morgen einziehen würde.
Klein, zierlich, braune Locken, braune Hundeaugen. Höflich, leise, treuer, harmloser Blick. Dazu die Mutter, die mit Engelszungen ihren ordentlichen Sprößling lobte und die kleine Schwester, die sich an sein Bein klammerte und mit süßem Augenaufschlag fragte:

„Marcel, darf ich dich dann hier besuchen?"
Simone wollte einfach nur einen Mieter und basta. Der treue Blick und die Familienbande überzeugten sie rasch und die lange Anfahrt bei jeder neuen Wohnungsbesichtigung drohte im Hinterkopf.
„Also gut, hier haben Sie den Schlüssel. Der Vertrag ist schon fertig, bitte unterschreiben Sie beide Exemplare."

Nach drei Monaten hatten ihre Gefühle gewechselt. Keine Miete, keine Kaution. Nie war er daheim. Die Nachbarn erzählten Irritierendes. Auf Anrufe reagierte er überaus merkwürdig. Verabredungen hielt er nicht ein.
Irgendwann war ihre Geduld vorbei. Mit einer Freundin fuhr sie ihn eines Sonntag morgens um Sieben zu ihm.
„Morgens um Sieben ist die Welt noch in Ordnung" zitierte sie ihren Lieblingsroman und klingelte Sturm.
Entgegen aller Erwartungen öffnete tatsächlich ihr verschlafen dreinguckender Mieter. Forsch schob ihn Tabea weg.
„Gehen Sie mal zur Seite. Wir holen die Kaution, Herr Freudel."
Mit einer filmreifen Handbewegung wischte sie einen Campingstuhl frei. Es roch sehr unangenehm nach allerlei Ausdünstungen
„Bevor Sie uns das Geld geben, machen Sie erst mal alle Fenster auf."
Flott kam der nächste Befehl von Tabeas Lippen. Simone war begeistert. Sie selbst hätte nur etwas halbherziges gestottert. Ihre Freundin genoss den Auftritt. Für sie war das einfach eine weitere Theateraufführung, zu der sie spontan das Textbuch schrieb.

Im Handumdrehn hatte sie dem jungen Mann fünfhundert Euro abgeluchst und gleich für den morgigen Abend ihr nächstes Kommen angedroht.
„Drei mal die Miete bitte und ein Mal im Voraus. Und keinen Ärger."
Danach war sie mit Simone im Schlepptau wie eine Königin abgerauscht. Zuhause hatten sie sich ein fantastisches Frühstück gegönnt und als Simones Mann von Tennis kam, waren die Freundinnen sehr guter Laune.

Inzwischen sind sechs Monate vergangen. Tabea ist auf einer Tournee durch die Schweiz und Simone muss mit dem Schock fertig werden, dass sie in ihrer Gutgläubigkeit einem Mietnomaden auf den Leim gegangen ist.
Die Polizeibeamten waren sehr verständnisvoll gewesen.
„Nach vorsichtigen Schätzungen belaufen sich die Rückstände in Deutschland derzeit auf rund vier Milliarden Euro und man rechnet mit etwa 20000 Mietnomaden, die in Deutschland ihr Unwesen treiben."
Sie hatten bei der Wohnungsdurchsuchung vier gefälschte Ausweise, Tütchen mit weißem Pulver und Ecstasy gefunden. Ferner Fahrzeugpapiere von gestohlenen Wagen und drei Leitzordner, in denen ordentlich Mahnungen von Warenhäusern und Telefongesellschaften, von Stromlieferanten und sage und schreibe 62 Mietverträge abgeheftet waren. Ordentlich war das Bürschchen wirklich.
„Ihr Herr Freudel ist für uns kein Unbekannter" hatte der Kriminalbeamte die zitternde Simone beruhigt.
„Glauben Sie mir: Sie sind glimpflich davon gekommen. Es war zwar juristisch gesehen nicht korrekt, das Türschloss auszuwechseln – aber nun sind Sie ihn los."

Nachdem die Beamten alles für sie Interessante in Kisten und Tüten verpackt hatten, fuhr man gemeinsam zum Protokoll ins Präsidium. Dort sah Simone mit Staunen den dicken Ordner, auf dem der Name des ach so harmlosen Kerlchens stand.
„Er arbeitet mit seiner Mutter zusammen seit er vierzehn ist. Haben Sie das kleine Schwesterchen auch gesehen?"
Simone hatte mit schamrotem Kopf genickt und auf ein Loch im Boden gehofft.
„Sie können nichts dafür. Er muss wohl wirklich gut sein. Freuen Sie sich lieber, dass alles so glimpflich ablief. Ein Mietnomade kann problemlos in drei Jahren einen Schaden bis zu 30 000 Euro verursachen und der Vermieter bekommt so gut wie nie Hilfe."
Vier Stunden später war sie wieder zuhause. Sie fühlte sich so elend wie noch nie zuvor. Eine SMS an Tabea brachte auch keine Beruhigung.
„Geh zu google" hatte sie geantwortet und Simone hatte alarmiert die Internet-Suchmaschine nach Mietnomaden befragt.
„Der reinste Krimi" war sie nach einer weiteren Stunde überzeugt.

Da gab es jahrelange Streiterein mit hohen Mietausfällen. Mit Anwälten und Polizei, mit Richtern und Gerichtsvollziehern. Und alles bezahlte der Vermieter.
Die Geschichten der bedauernswerten Betroffenen waren allesamt filmreif. In München wohnten vierzig Ziegen in einem Reihenhaus. In Würzburg räumte der Mieter alle Möbel aus und verschwand. In Karlsruhe vermietete der Nomade an Prostituierte.

In Köln hat sich ein radikaler Freundeskreis eingenistet, der Morddrohungen ausstößt. In Berlin wurde die Wohnung gleich angezündet.
Und alle Wohnungen sind von oben bis unten mit Müll aller Art gefüllt - wenn sich dazwischen nicht noch schlimmeres findet. In Gelsenkirchen wurde eine Wohnung von der Polizei geöffnet weil der Geruch der zwei verwesenden Schäferhunde die Nachbarn alarmiert hatte.
Der Polizist hat wirklich recht. Lieber ein Ende mit Schrekken als ein Schrecken ohne Ende. Ihr Lockenköpfchen hat zweckdienliche Hinweise zurückgelassen und seine Hinterlassenschaften fanden in 14 Müllsäcken Platz. Nichts ist zerstört, nichts fehlt. Ein Maler, eine Putzfrau und dann ist das unrühmliche Kapitel beendet.

Draußen erklingt Richards unbeschwertes Pfeifen.
„Du im Internet? Kannst du das überhaupt?"
Seine gute Laune scheint nicht für Simone zu gelten.
„Was suchst du denn da?"
Er beugt sich über ihre Schulter und liest.
„Mietnomaden? Darauf fällt doch nur ein Dummchen rein!"
Schon ist sein Interesse verfolgen.
„Ich geh duschen."
Simone atmet tief durch und schaltet den PC aus. Als der Bildschirm dunkel wird, hat sie eine alles verändernde Entscheidung getroffen.
Eine blitzschnelle und wirklich gute Entscheidung. Sie ist so überwältigt davon, dass sie noch einmal zum Handy greift und eine Kurzmitteilung an Tabea tippt.
„Freudel ist weg. Ich zieh jetzt selbst ein. Morgen fang ich an zu renovieren."

Beim Rettungsdienst

Mario kommt kaum in den Rettungswagen. Jede Bewegung schmerzt, überall zieht und ziept es. Er fühlt sich elend, aber er will sich nichts anmerken lassen. Das wäre ihm doch zu peinlich. Mario hat nämlich Muskelkater.
Gestern war er das erste Mal beim Bogenschützentraining. Läppisch fand er es vorgestern noch. Heute tun ihm Stellen weh, von deren Existenz er bisher gar nichts gewusst hatte.
„Bogenschießen lässt Sie zur Ruhe kommen. Sie fühlen die Kraft in Ihrem Körper. Sie lernen mit kleinen Bewegungen Großes zu vollbringen."
So ähnlich hatte es in der Broschüre gestanden. Kinderkram. Pippifax. So hatte Mario gedacht.
Nach der Schnupperstunde war er anderer Meinung. Angefangen hatte es damit, dass ihm ein Zehnjähriger zugezwinkert und gesagt hatte: „Du darfst nicht auf den Pfeil schauen - nur auf die Scheibe. Genau auf die Mitte. Und nimm immer die Schulter zurück. So!"
Und flupps, schon hatte der Knirps ins berühmte Schwarze getroffen.
„So mach ichs doch."
Mario knurrte grimmig und starrte weiterhin auf den Pfeil. Dann hatte sich eine brünette Schönheit genähert.
„Ich zeig dir mal den richtigen Stand. Deine Füße sollten etwas weiter auseinander stehen, als die Schulter breit ist. Der Fuß, der der Zielscheibe am nächsten ist, steht ein wenig zurück und bildet einen Winkel von ungefähr 45 Grad zur Schusslinie."
Zack. Drin.

Pippifax. Mario steht supergut. Die Schönheit kam näher, verschob seinen rechten Fuß, drückte an seiner Hüfte und drehte an seiner Schulter.
„Beinah. Das wird noch. Jetzt pass auf: Die Schultern und die Hüfte stehen in einer Linie zur Zielscheibe, das Körpergewicht ist gleichmäßig auf beide Beine verteilt. Die Knie sind nicht durchgedrückt, sondern die Beine stehen locker und unverkrampft. Klar?"
Natürlich war das klar. Schwupps war der 45-Grad-Winkel vergessen, Mario drückte die Knie durch stand total unverkrampft da. So unverkrampft wie eine Betonsäule.
„Das ist zu Anfang ein wenig gewöhnungsbedürftig" tröstete ihn die Lady und versprach ihm wortreich, dass er mit ihrer Methode einen sehr festen Halt haben würde und das natürliche Wanken seines Körpers auf ein Minimum reduzieren könnte.
Das war der Zeitpunkt, an dem Mario zum ersten Mal Pause machen wollte. Verstohlen hatte er auf die Uhr geblickt und entsetzt festgestellt, dass erst zwanzig Minuten vergangen waren.
Nach der Brünetten war der Schriftführer gekommen und hatte ganz beiläufig gesagt: „Man hat das untere Ende des Bogens vor dem Fuß, der Bogen geht hinter dem Oberschenkel her, die Sehne davor. Jetzt kann man mit enormer Hebelwirkung das obere Ende des Bogens zur Sehne hin ziehen, um sie einzuhängen."
Flupps.
Mario hatte genickt, seine verkrampften 45-Grad-Beine gelockert und die schweißnassen Hände an der Hose abgewischt.
Dass die ganze Zeit sein Kopf hoch oben und sein Blick auf

der Scheibe und nur auf der Scheibe war - oder so ähnlich zumindest- versteht sich von selbst.
Mario war stolz auf sich. Er machte eine super Figur. Winnetou war sein Zwillingsbruder. Da trat der Vereinsvorstand persönlich hinzu.
„Das sieht ja prächtig aus" lobte er trocken.
„Nun heben Sie Pfeil und Bogen bis auf Schulterhöhe an. Der Zugarm ist ebenfalls in Schulterhöhe. Die Sehne spannt sich dadurch ein wenig. Nutzen Sie diesen Moment für die Korrektur Ihres Ellenbogens am Bogenarm. Er muss aus dem Bewegungsgang der Sehne gedreht werden, sonst tut's weh!"
Mario holte tief Luft. Ihm tut's bereits weh. Wie lange steht er hier eigentlich schon? Zehn Jahre oder Hundert?
„Jetzt schieben Sie den Bogen zum ersten Mal zwischen Ihr Auge und das Ziel, und visieren das Ziel an. Konzentrieren Sie sich nur auf das Ziel und wechseln Sie nicht zwischen der Pfeilspitze und der Zielscheibe hin und her! Das kostet viel zu viel Konzentration."
Konzentration? Wie soll sich Mario konzentrieren, wenn er hundert Jahre auf der gleichen Stelle stehen muss?
Weitere hundert Jahre später waren fast alle anderen ver-schwunden und er machte endlich auch flupps. Der Pfeil trudelte fröhlich acht Meter vor ihm zu Boden, blieb stecken und wippte leicht im Wind. Mario ließ den Bogen sinken. Ihm entfloh ein gequältes Stöhnen.
„Halt, nicht sinken lassen. Bleiben Sie in dieser Position, beobachten Sie weiterhin die Zielscheibe!"
Der Vorstand hatte Nerven wie Drahtseile.
„Den fliegenden Pfeil können Sie übrigens nicht sehen, wenn Sie alles richtig machen - er wird während des Fluges

durch den Bogen verdeckt. Dann gehen Sie während des Pfeilfluges geistig noch einmal den kompletten Ablauf durch und analysieren Sie Ihn auf Fehler. Dadurch werden Sie sicherer mit dem Bogen. Erst jetzt ist der Schuss beendet, Sie können den Bogen herunternehmen."

Mario sah bereits rote Schlieren und von irgendwo ertönte mystische Musik, die eigentlich nur von kleinen Engelchen stammen konnte.

„Fehler analysieren" krächzte er mit letzter Kraft.

Der Vorstand schlug ihm kraftvoll auf seine wahrscheinlich ausgekugelte Schulter, die Brünette tauchte wieder aus dem Nichts auf und säuselte „Weizenbier" während der Zehnjährige für nächsten Mittwoch ein Duell ankündigte. Die gingen scheinbar alle davon aus, dass Mario nächsten Mittwoch noch lebt.

Das war gestern Abend gewesen und nun hofft Mario auf einen ruhigen Tag. Einen Tag ohne bücken und strecken und gehen und rennen und tragen. Kurz gesagt: er hofft auf das Unmögliche.

Marios Muskelkater möchte heute am Liebsten auf Alles verzichten. Mario will auf gar keinen Fall einen 140-Kilo-Patienten schleppen, vor einem brennenden Wohnhaus auf die Geretteten warten oder auf dem Standstreifen der Autobahn einem Führerscheinneuling den blutigen Sturzhelm abziehen.

Heute würde er liebend gern die zeitaufwändige von allen gehasste Schreibtischarbeit machen. Er würde jedes Formular einzeln küssen und liebevoll abheften.

Doch weil er sich für den Dienst am Menschen entschieden hat und es allen, denen er heute begegnen wird, schlechter

geht als ihm selbst nimmt er sich vor, wegen ein paar Milchsäureresten in den Muskelfasern nicht zu jammern.
Wo Christof nur bleibt? Gerade als Mario zum Funkgerät greifen will, kommt der Kollege angerannt. Ist das der erste Einsatz des Tages?
Nein. Christof schwenkt eine Zeitung über seinem Kopf und grinst wie ein Honigkuchenpferd.
„Ich habs geschafft! Ich bin berühmt!"
Er japst und hat einen hochroten Kopf. Flink springt er in den Rettungswagen und breitet die Tageszeitung auf dem Lenkrad aus. In den größtmöglichen Buchstaben verkündet der Kirchheimer Tagesanzeiger das Wunder des Jahrhunderts schlechthin.
„Sanitäter hat Baby im Clownskostüm entbunden!"
Mitten im grölenden Gelächter kommt der erste Alarm des Tages. Ein Verkehrsunfall am Bahnhof mit zwei Verletzten. Nach sechs Minuten sind sie bereits vor Ort und tragen im Geist ein supertolles Pluszeichen in die Liste ein.
„Wieso kommen Sie denn jetzt erst?"
Es ist immer das Gleiche. Der Krankenwagen quält sich durch die vom Berufsverkehr verstopfte Stadt und als Erstes gibt's immer diese Frage. In der Ausbildung hat Mario gelernt, dass dem Wartenden die Zeit zehn mal so lang vor kommt, wie sie tatsächlich ist, weil ihm die Untätigkeit an die Nieren geht und die Angst vor dem Kommenden groß ist.
„Mussten Sie erst noch warten, bis ihr Schönheitskaffee abgekühlt war? Oder waren die Bohnen etwa noch gar nicht geerntet und geröstet?"
Keine zehn Mal im Jahr hören die Rettungssanitäter ein „Danke" oder ein Lob wegen der raschen Ankunft.

Statt dessen müssen sie sich erst zwischen den lästigen Neugierigen hindurch kämpfen. Oft genug laufen ihnen aufgeregte Möchtegern-Helfer zwischen die Beine und besonders beliebt sind die Passanten, die mit beiden Händen in der Jackentasche wohlgemeinte Ratschläge verteilen.

Im Normalfall steckt Mario das gut weg, an manchen Tagen aber hilft nur noch ein Schrei. Der wiederum hat garantiert den Satz „So was Unverschämtes - ich werde mich über Sie beschweren" zur Folge.

Irgendwann kommen sie dann tatsächlich zum Verletzten, der selten genug eine zufriedenstellende Erstversorgung bekommen hat. Bedauerlicherweise scheinen viele Autofahrer auch mit dem Erhalten des Führerscheins zu vergessen, dass sie im Erste-Hilfe-Kurs gelernt haben, wie man einen Verletzten in eine stabile Seitenlage bringt, damit der Mund des Betroffenen zum tiefsten Punkt des Körpers wird und Erbrochenes und Blut abfließen können und nicht in die Atemwege gelangen.

Wenn die Sanitäter bei der Übergabe von ihrem Tag erzählen, ist es zwar nicht an der Tagesordnung, dass ein Hund seinem Herrchen die Nasenspitze abbeißt, Jungs auf dem Schulhof mit abgebrochenen Zaunlatten kämpfen oder eine Frau ihren Mann mit einem Vorschlaghammer den Schädel zertrümmert - aber es kommt durchaus vor.

Kreislaufversagen im überheizten Kaufhaus, ein Auffahrunfall mit Schleudertrauma, ein ungeschickter Sturz im Altenheim oder Unterzucker beim Joggen sind schon eher normal.

Natürlich entbinden sie mitten in der Karnevalszeit ohne mit der Wimper zu zucken auch eine schwangere Clowndame von ihrem Baby - weitaus häufiger versuchen sie jedoch das dramatische Wettrennen mit der Zeit bei einem Schlaganfall oder einem Herzinfarkt zu gewinnen.

Sie haben kleine Kinder im Wagen, die ätzende Putzmittel getrunken haben oder zwischen parkenden Autos heraus nach ihrem Ball rannten. Sie kennen den hilflosen Blick der jungen Mopedfahrer und wissen wie man weinende Mütter beruhigt.

Sie wechseln sich beim Überbringen entsetzlicher Botschaften ab und teilen ihre dunkelsten Stunden miteinander. Keiner geht mit seinem Seelenschmerz nach Hause, ehe er sich nicht einem Kollegen anvertraut hat und es gibt keinen im Team, der nicht schon den sanften Hauch eines Schutzengels neben sich gespürt hat.

Deshalb klebt am Armaturenbrett ein Zettel von marios Freundin:

„Schutzengel kommen, wenn Freunde gehen."

Am Kiosk

„Wir haben nur noch vier Zahnbürsten."
Rita nickt.
„Ich weiß, steht schon auf der Liste. Shampoo und Haarbürsten müssen wir auch nachkaufen."
Sie fummelt völlig entnervt an der Registrierkasse.
„Neu, teuer und bockig" brummt sie.
Ihre Aushilfe ist entsetzt.
„Wer, ich?"
Rita muss grinsen.
„Nein, du bist auch neu hier, aber gewiss nicht bockig. Ich meine die neue Hochleistungskasse. Ich krieg da regelmäßig das große Zittern."
Zu allem Übel kommt jetzt auch noch Kundschaft.
„Eine Zeitung bitte – ich habs auch passend".
Rita ist erleichtert. Sie schiebt die 60 Cent zur Seite und endlich gelingt es ihr, die Rolle einzulegen und die Kasse rattert arbeitswillig los.
Kurze Zeit später hilft sie Sarah die Regale einzuräumen. Im Klinikkiosk ist die Nachfrage nach Kosmetikartikeln beinahe ebenso groß wie das Interesse an kleinen Geschenken oder Süßigkeiten. Rita ist auch stets darauf bedacht, leckere Fruchtsäfte und kleine Blumensträußchen vorrätig zu haben. Besonders stolz ist sie jedoch auf ihre vielfältigen Grußkarten.
Sie achtet genau darauf, dass da nicht nur „Gute Besserung" oder „Alles Gute" steht. Ihre Kunden haben die Auswahl zwischen „Ich bin für dich da" und „Hab nur Geduld" oder „Du bist nicht allein". Ritas Lieblingskarte zeigt eine alte Rathausuhr.

„Gib jedem Tag die Chance, der Beste deines Lebens zu werden!"
In einer Ecke am Fenster ist ein Stehpult, an dem man in die Karte seine eigenen Grüße schreiben kann.

„Was ist heut mit dir? Du pfeifst gar nicht vor dich hin?"
Rita schaut ihre Helferin prüfend an.
„Ach, ich bin nicht so gut drauf."
Rita bohrt nicht. Damit hat sie ihre eigenen Kinder genervt und daraus gelernt. Für manches im Leben ist es plötzlich zu spät, aber normalerweise gilt der Spruch „besser spät als nie".
Fünf Minuten später bricht es dann doch aus dem jungen Mädchen heraus.
„Meine Mutter sagt, ich soll endlich was Anständiges lernen und nicht bei dir im Kiosk rumhängen."
Jetzt ist es gesagt.
„Meinst du, deine Mutter hat was gegen mich oder gegen die Klinik?"
Da muss Sarah nicht lang überlegen.
„Nein, das ist ihr egal. Sie findet einfach, dass ich meine Zeit verplempere und dass ich mich endlich entscheiden muss und eine Lehre beginne."
„Und was für eine Lehre?
„Das ist ja das Problem. Ich weiß es einfach nicht. Meine Mutter sagt ich soll wenigstens drüber nachdenken. Ich denk nach, aber es ist alles so schwierig."

„Ist es auch schwierig mir ein Päckchen Taschentücher zu verkaufen?"
Ein netter älterer Herr lächelt die beiden gewinnend an.

Rita und Sarah schmunzeln. Natürlich bekommt der Herr seine Taschentücher. Dennoch bleibt er stehen und schaut unverwandt auf Sarah.
„Als ich so alt war wie Sie, lag ich in einem Schützengraben in der Bretagne und fand auch alles schrecklich schwierig."
Seine Augen blitzen vergnügt.
„So, jetzt hab ich was von mir erzählt – nun sind Sie dran."
Sarah ist verblüfft und auch Rita schaut ungläubig.
„Aber...ich kann doch nicht...ich kenne Sie doch gar nicht..."
„Ich heiße Reinhold Büsing, bin 85 Jahre alt, wiege 77 Kilo, bin Wassermann, habe Gallensteine und Langeweile und nerve junge Mädchen mit Kriegserlebnissen. Reicht das für ein erstes Kennen?"
Sarah lacht. Der ist nett. Hilfesuchend schaut sie zu Rita. Diese nickt aufmunternd. Sie scheint ihn auch sympathisch zu finden.
„Also gut. Ich hab grad erzählt, dass ich einfach nicht weiß, was aus mir werden soll."
„Eine charmante junge Frau vielleicht?"
Sarah wird ein wenig rot.
„Nein, ich ... ach, Sie bringen mich ganz durcheinander. Ich meine natürlich, welchen Beruf ich erlernen soll."
Reinhold der Wassermann zuckt die Schultern.
„Am Vernünftigsten ist es, sich für das zu entscheiden, was man gut kann oder was viel Spaß macht. Oder sehen Sie das anders?"
Sarah streicht sich eine widerspenstige Haarsträhne aus der Stirn und zuckt mit den Schultern.
„Mir macht halt zu viel Spaß. Und ob ich über-haupt etwas kann, weiß ich nicht. Ich hab auch keine Ahnung, wie ich es herausfinden soll."

Auf jeden Fall kann sie arbeiten und plaudern gleichzeitig und so beginnt sie, die kleinen Teddybären ordentlich in eine Reihe zu setzen.

„Ich würde so gern in einer Bücherei arbeiten. Aber meine Mutter sagt, dass nur große Städte richtige Büchereien haben und dass es da zu wenig Stellen gibt. Ich mag auch gern kleine Kinder und hab ich mir überlegt, dass ich Erzieherin werden würde aber meine Mutter sagt, ich hätte da bestimmt keine Geduld dazu."

Rita ruft empört: „Du? Keine Geduld? Da bin ich aber anderer Meinung!"

Herr Büsing kratzt sich am Kinn.

„Uns sonst gibt's keine Ideen?"

„Doch. Ich schau gern abends wenn die Lichter an sind in die Wohnungen wie die Leute sich eingerichtet haben und da denk ich mir oft, dass ich das ganz anders gemacht hätte und dass manche Leute kein Gefühl für Farben und Formen haben und ihre Zimmer zu voll haben, dass alles gar nicht mehr wirkt und sie erdrückt und sie gar nicht mehr atmen können und man sich nicht mehr bewegen kann und dass das doch auch nicht gut ist fürs Wohlfühlen und dass ich das vielleicht viel besser könnte und das dass nicht unbedingt vom Geld abhängt. Warum schaut ihr mich denn so an? Hab ich was Falsches gesagt?"

Die beiden Erwachsenen lachen.

„So viel hast du noch nie am Stück gesprochen" sagt Rita.

„Mensch Mädchen, kannst du reden - du musst ja nicht mal Luft holen!" sagt Herr Büsing.

Beide sehen sehr nachdenklich aus.

„Und was hat deine Mutter gegen Innenarchitekten einzuwenden?"

„Dass sich nur reiche Leute so jemanden leisten können und dass es nicht genug reiche Leute gibt und dass ich dann keine Arbeit finde und dass dann die ganze Ausbildung umsonst war."

Der alte Herr nickt.

„So ähnlich hatte ich es mir vorgestellt."

Mit zornigen Bewegungen klopft er auf seinen Taschentüchern herum.

„Weiß deine Mutter nur was nicht gut ist oder weiß sie auch, was du tun sollst?"

„Sie sagt es ist ihr egal – nur irgendwas soll ich tun und zwar schnell, damit ich ihr nicht ewig auf der Tasche liege und womöglich noch auf dumme Gedanken oder die schiefe Bahn komme."

Rita schaut Herrn Büsing an, Herr Büsing schaut Rita an.

„So, es ist ihr egal" knurrt Rita.

„Wenn es ihr egal wäre, müsste sie doch nicht immer dagegen sein."

So brummt Herr Büsing und dann holt er tief Luft.

„Sarah, es geht mich nichts an – aber es würde mich doch sehr interessieren, was für einen Beruf deine Mutter hat?"

Das Mädchen wischt bedächtig ein paar Teddyfusseln von einer Glasschale.

„Meine Mutter hat gar nichts gelernt. Sie hat direkt nach der Schule mit sechzehn das erste Kind bekommen. Sie ist einfach Hausfrau."

Behutsam stellt sie eine zierliche Glasvase ans Fenster, damit die Sonne ihr schönes Gelb zur Geltung bringt. Dann schaut sie leicht trotzig auf die beiden Erwachsenen.

„Meine Mutter will, dass ich es einmal besser habe als sie. Zumindest sagt sie mir das beinah jeden Tag."

„Zwölf Uhr. Hier ist Radio Regenbogen mit den Nachrichten."
„Oh nein, das Mittagessen ist schon lange da."
Herr Büsing wird zappelig.
„Sarah, ich hab Zimmer 444. Vielleicht besuchen Sie mich, wenn Sie hier fertig sind? Ich hab da nämlich einen Sohn und der ist Berufsberater und vielleicht kann der Ihnen ja helfen und jetzt red ich auch schon ohne Punkt und Komma wie Sie – das ist wohl ansteckend!"
Sarah lacht.
„Sie dürfen gerne weiterhin du zu mir sagen, das fand ich ganz nett. Und 444 kann ich mir gut merken. Vielleicht komm ich wirklich?"
Herr Büsing nickt, winkt und stürmt davon, seine Taschentücher lässt er liegen. Rita nimmt sie zur Seite und grinst.
„Nun geht es gar nicht anders – du musst ihn einfach besuchen. Vorher könnt ich dich zum Essen einladen. Natürlich nur, wenn du das möchtest. Dann erzähl ich dir, wie ich zu meinem Kiosk gekommen bin."

Wenig später sitzen sie tatsächlich bei Würstchen und Karottensalat.
„Also – wie war das?"
Sarah ist neugierig.
„Das war spannend. Und langwierig. Und mit ziemlich viel Streit verbunden."
Sarah schaut ungläubig.
„Streit?"
Sie kann sich die ausgeglichene Rita, die nie laut wird und nicht aus der Ruhe zu bringen ist, gar nicht streitend vorstellen.

„Mein Vater stammt aus einer alten Hamburger Reederfamilie, meine Mutter ist eine französische Diplomatentochter und arbeitete als Dolmetscherin. Geld war bei uns nie ein Thema. Es war da, wurde aber nicht verpulvert. Wir sind fünf Kinder, alle dicht hintereinander weg geboren. Natürlich hatten wir ein Kindermädchen. Und einen Gärtner und einen Koch und einen Chauffeur und den Rest auch."
Sarah macht große Augen, ihre Gabel schwebt unbenutzt über den Würstchen.
„Es ist ein ungeschriebenes Gesetz, dass der älteste Sohn in die Reederei eintritt und Dietrich tat das auch ohne zu Murren. Olaf wurde Rechtsanwalt, denn einen Rechtsbeistand kann ein Reeder immer gut gebrauchen. Heiner studierte Medizin und machte eine Bilderbuchkarriere in der Mayo-Klinik."
Rita erinnert sich an den Karottensalat. Mit vollem Mund erzählt sie weiter.
„Björn hat ein großes Hotel in Südafrika. Kind iss, wir haben nur eine halbe Stunde Mittag. Schau nicht so verwirrt, das gehört nicht zur Geschichte, das hab ich zu dir gesagt. Ja, und dann hatte ich mein Abitur in der Tasche. Nicht wie meine Brüder mit einer Eins vor dem Komma, sondern mit Ach und Krach."
Rita schenkt Wasser nach.
„Eine Architektin oder eine Universitätsdozentin hätte sich gut gemacht, eine Wissenschaftlerin hätte man sicher auch in den ehrenhaften Reihen geduldet und sie hätten mich garantiert problemlos als Sekretärin mit elfenbeinfarbener Seidenbluse in der Reederei untergebracht."
Rita zerteilt ihr Würstchen in zehn gleich große Stücke und taucht sie in Senf.

„Meine Eltern sprachen nie mit mir über meine Pläne. Die Brüder hatten ihre Entscheidungen auch allein getroffen, also hatte ich die gleiche Freiheit. Vielleicht muss ich noch erwähnen, dass aus Hamburgs bester Gesellschaft einige schrecklich alte Herren um die Dreißig verlangende Blicke auf die langbeinige Rita geworfen hatten und dass meine Mutter und meine Großmütter seit meinem zehnten Geburtstag mit nervtötender Sturheit die Aussteuer mit bestickten Handtüchern, Damastbettwäsche und silbernen Messerbänkchen komplettiert haben."
Rita stöhnt theatralisch.
„Ich hätte tatsächlich einfach nur ein schlichtes, demütiges „ja" hauchen und heiraten können. Für ein braves, angepasstes, unauffälliges Mädchen wie mich hätte man gern eine pompöse Hochzeit ausgerichtet. Mädchen iss, nur noch zehn Minuten!"
Rita schiebt ihren leeren Teller zurück und greift nach der Quarkspeise.
„Tja, und dann gab es zum ersten Mal seit Jahrzehnten Streit in der Elbvilla. Das brave, angepasste, unauffällige Mädchen wollte nämlich als Tänzerin zum Theater. Oder Kinderschwester werden. Vielleicht auch Pferdezüchterin. Am Liebsten aber hätte die angepasste Rita ein Andenkengeschäft am Hafen eröffnet und jeden Tag mit den Touristen aus aller Welt geplaudert."
Sarah verschluckt sich. Heftig prustend fordert sie den Weitergang der Geschichte. So etwas Spannendes kennt sie nur aus dem Kino.
„Es ist schnell erzählt. Die nun nicht mehr so brave Tochter wurde vom Streit immer dünner und blasser und

wurde rasch zu seriösen Freunden nach Liechtenstein gebracht und zwecks einer Gehirnwäsche in deren Geldinstitut gesteckt.
Nach einem halben Jahr landete ich völlig abgemagert in Genf in einer Kunsthandlung, zwei Monate später wechselte ich mit heftigen Migräneanfällen zu einem Antiquitätenhändler nach Wien. Es folgten ein Architekt in Paris, ein Rechtsanwalt in London und ein Juwelier in Rom.
Ich war nur noch krank. Hautausschläge, Magenschmerzen und Schlafstörungen kamen hinzu. Es war mehr als unangenehm und den Ärzten fiel nichts anderes als eine Luftveränderung ein. Iss dein Dessert, noch zwei Minuten!"
Sarah löffelt in rekordverdächtiger Geschwindigkeit das Schälchen leer.
„Und dann?"
„In Rom fuhr ich mit meiner Vespa einen irre gut aussehenden Mann um. Glücklicherweise war er nicht verletzt, aber sicherheitshalber suchten wir die lange warme Mainacht intensiv nach einem Kratzer auf seiner braungebrannten Haut.
Er war Deutscher wie ich und Friseur. Seine Eltern waren beide gestorben, hatten ihm nichts hinterlassen und er kam gerade so über die Runden, weil er sich ein kleines Friseurgeschäft im Allgäu gepachtet hatte. Die zwei Minuten sind um. Gehen wir?"
Sarah nickt sprachlos, stellt ihr Quarkschälchen aufs Tablett und bringt es zum Geschirrwagen.
„Und dann?"
„Meine Kopfschmerzen waren wie weggeblasen, ich war kerngesund und tatendurstig. Wir haben vier Kinder bekommen. Stefan hat inzwischen einen Bauernhof, Julian

züchtet Pferde. Ruth macht seit vier Wochen ein Praktikum beim Staatstheater und Isabell arbeitet in der Reederei ihres Großvaters und will Bootsbauerin werden."
Rita schließt mit einer behutsamen Geste ihre Ladentür auf und lauscht dem hellen Klang des Windspiels an der Tür.
„Als die Kinder groß genug waren, habe ich halbtags in einem Trödelladen gearbeitet. Vier Häuser entfernt war das Friseurgeschäft meines Mannes."
Rita entsichert die Kasse und gibt das Codewort ein.
„In einer nebligen Nacht legten Unbekannte ein Feuer in einem Hinterhof. Sechs Häuser brannten völlig nieder. Das Friseurgeschäft und der Trödelladen gehörten dazu."
„Nein!"
Sarah schlägt entsetzt die Hand vor den Mund.
„Doch."
Rita dreht gedankenverloren den Postkartenständer im Kreis.
„Durch Zufall erfuhren wir, dass hier in der Klinik ein Friseurgeschäft und ein Kiosk zu verpachten sind und wir erleben es als prickelnd, endlich nebeneinander zu arbeiten."
Sarah strahlt erleichtert.
„Nun, eigentlich nähert sich die Geschichte dem Ende. Meine Eltern finden den Kiosk sehr hübsch und meine Mutter lobt vor allem die ansprechende Auswahl an Postkarten. Mein Vater hat mir zum Einzug das Segelschiff geschenkt, das du jeden Tag mit so viel Sorgfalt abstaubst. Es ist eine Miniatur des ersten Seglers meines Urgroßvaters."
Rita macht eine Pause und lasst Sarah Zeit, die plötzliche Wendung der Geschichte zu verdauen.
„Was meinst du wohl, was mein Vater mit diesem Geschenk eigentlich sagen wollte?"

Sarah steht da wie eine Marmorstatue von Michelangelo.
„Er sagt...das Schiff sagt...ich sage, dass ich jetzt die Taschentücher zu Herrn Büsing bringe und dass wir dann zusammen seinen Sohn anrufen und ihm erzählen, dass die brave, angepasste, unauffällige Sarah Innenarchitektin werden will."

Beim Friseur

„Hast du das gelesen? Die Frau des britischen Premierministers gibt im Jahr 11 000 Euro für den Friseur aus! Schminken und Massage sind da noch nicht dabei."
Daniela ist empört.
„Wenn sie zu uns kommen würde, wären das also tausend Besuche im Jahr?"
Die Kollegin kann es nicht fassen und wendet sich an ihre Kundin.
„Glauben Sie das?"
Die Kundin lacht und schaut auf ihre beiden eingegipsten Unterarme.
„Vielleicht geht's ihr ja wie mir und sie kann sich auch nicht selbst frisieren. Oder dort kostet ein Haarschnitt vielleicht nicht nur elf Euro wie hier? Euer neuer Chef hat wirklich einen Orden dafür verdient, dass er die Preise gesenkt hat. Vielleicht verlangt man in England elf Euro für eine Minute? Ich hab gehört, dass der Friseur von Naomi Campell 800 Dollar bekommt."
„Dann würde ich meine Haare einfach wachsen lassen" mischt sich ein Krankenpfleger ein, der seine Mittagspause für einen Haarschnitt nutzt und er gibt auch eine Geschichte zum Besten.
„Ich hab im Guinness-Buch von einer Frau gelesen, die ihren drei Meter langen Zopf abschneiden ließ, weil das Waschen einen ganzen Tag gedauert hat."
Genüsslich lässt er diese Neuigkeit wirken, dann fragt er nach.
„Geht das überhaupt - drei Meter?"
Daniela mag es auch kaum glauben.

„Wir haben in der Fachschule gelernt, dass Haare normalerweise nach sieben Jahren aufhören zu wachsen. Dafür aber könnten wir aussehen wie Äffchen, weil wir nicht nur die 150 000 Haare auf dem Kopf haben, sondern ungefähr fünf Millionen Haarfollikeln auf dem ganzen Körper!"
Die Kundschaft kichert und Daniela fällt noch etwas ein.
„Silke, du hast doch neulich was von einem Wunderheiler erzählt, das auch so unglaublich klang?"
„Stimmt - das ist ein Vietnamese. Bei dem sollen sie nach 30 Jahren über sechs Meter lang gewesen sein."
So gehen die Gespräche zwischen Silke, Daniela und der Kundschaft hin und her. Als die beiden Friseusen wieder alleine sind, wechselt das Thema.

„Gibt es inzwischen etwas Neues von eurem Einbrecher?"
Daniela seufzt verbittert.
„Nein, leider nicht. Wir glauben auch nicht dran, dass man ihm auf die Spur kommt. Irgendwie ist's auch egal."
Silke ist anderer Meinung.
„So darfst du das nicht betrachten. Du darfst die Hoffnung nicht aufgeben."
Daniela stellt den Gummibesen beiseite und greift nach der kleinen Schaufel.
„Mir ist egal, ob er gefunden wird. Es ist nicht das Schlimmste, dass wir einer von ungefähr 5000 Wohnungseinbrüchen sind. Es macht mir auch kaum was aus, dass nicht einmal jeder Zehnte aufgeklärt wird. Viel schlimmer als das zerschlagene Fenster, der verdorbene Teppich und der fehlende Computer sind meine Nerven."
Sie setzt sich auf einen Stuhl und dreht sich im Kreis.

„Ich fühle mich einfach nicht mehr sicher. Was ein Mal passiert ist, kann auch ein zweites Mal passieren."
Silke überlegt lange.
„Es muss einfach schrecklich sein, wenn das Grundvertrauen erschüttert ist."
„Ja, das ist es wirklich. Ich kann es am ehesten so erklären, dass ich ununterbrochen in höchster Alarmbereitschaft bin und unter Strom stehe. Ich schlafe stundenlang nicht ein, wache dann beim kleinsten Geräusch auf und bin morgens überhaupt nicht erholt."
Silke legt der Kollegin vorsichtig die Hand auf die Schulter.
„Es wäre sicher leichter für dich, wenn der Kerl nicht nachts gekommen wäre, als ihr geschlafen habt. Dann hättest du nicht das Gefühl, dass du aufpassen musst."
Danilea schüttelt heftig den Kopf.
„Nein, nicht unbedingt. Wenn er während meiner Arbeitszeit eingebrochen hätte, würde ich mich nicht mehr heimtrauen. Dann würde ich wohl ständig drüber nachdenken, ob jetzt grad jemand drin ist - das wäre auch schlimm."
Sie steht auf und wischt gedankenverloren die großen Spiegel.
„Der Polizeibeamte ist sicher, dass die Einbrecher ein KO-Gas benutzt haben, damit sie in Ruhe unsere Sachen durchwühlen konnten. Wir sind nämlich nicht wie sonst um sieben oder halb acht aufgewacht, sondern haben bis um zwölf geschlafen haben und dann schreckliche Kopfschmerzen und einen bitteren Geschmack im Mund gehabt. Jörg hat den ganzen Nachmittag erbrochen."
Silke füllt die leeren Shampooflaschen nach. Plötzlich dreht sie sich mit weit aufgerissenen Augen um und starrt entsetzt auf die Kollegin.

„Stell dir vor, die hätten euch das Kopfkissen aufs Gesicht gedrückt..."
Sie schlägt erschreckt die Hand vor den Mund.
„Oh je, das hätte ich nicht sagen dürfen. Nun mach ich dir noch mehr Angst."
„Noch mehr? Ich glaub, da geht kaum. Und keine Sorge - auf die Idee mit dem Kopfkissen bin ich schon selbst gekommen."
Während sie die Zeitschriften ordentlich auf einen Stapel legt erzählt sie von der Spurensicherung und wie peinlich es war, dass fremde Menschen alles anschauten und anfassten.
„Irgendwie ist es so, dass mir die Freude an den schönen Sachen genommen wurde. Grad so, als ob sie mir nicht mehr richtig gehören, weil andere Menschen sie berührt haben."
Daniela sinkt verzagt auf einen Stuhl und beginnt haltlos zu weinen.
„Was mich aber wirklich wahnsinnig macht, ist die Vorstellung, dass die mich vielleicht berührt haben. Die Einbrecher hätten einfach alles mit mir tun können!"
Nun weiß Silke nicht mehr weiter. Kurzerhand schließt sie Tür ab. Zehn Minuten vor Ladenschluss wird sicher keine Kundschaft mehr kommen und er neue Chef ist so reizend, dass er gewiss nichts dagegen hat.
Sie umarmt fest die verzweifelte Daniela und lenkt sich mit den Zeitungsausschnitten an der Wand ab, damit sie nicht mitweint. Ganz oben klebt ein altes Gesetz aus Michigan, das sagt, dass das Haar einer Ehefrau rechtmäßiges Eigentum ihres Mannes sei.Links daneben ist eine Zeichnung der Prinzessin Lamballe, die in ihrer Hochsteckfrisur Briefe zu Marie Antoinette ins Gefängnis geschmuggelt hatte.

Doch dann hilft die Ablenkung nicht mehr. Silke kann sich gut vorstellen, dass sich Daniela verfolgt und unsicher fühlt und beim geringsten Geräusch zittert und Schweißausbrüche bekommt. Sie hat so viel Mitleid mit Daniela, dass sie nun auch nach der Kleenexschachtel greift.
Ein Weilchen später betrachten sie gemeinsam im frisch geputzten Spiegel ihre roten Nasen und die vom Weinen verquollenen Augen.
„Und nun? Was willst du nun tun? Du musst etwas tun, sonst wirst du krank werden."
Daniela richtet sich auf und strafft ihre Schultern.
„Ich hab schon etwas getan. Gestern Abend haben wir die Wohnung gekündigt. Wir müssen neu anfangen, damit sich nicht mehr alles im Kreis dreht. Ich bin sicher, dass uns nur ein Umzug helfen kann."
Silke nickt bestätigend und wirft ihr feuchtes Taschentuch in den Papierkorb.
„Ja, ein Neuanfang - das wird die beste Lösung für euch sein."

Die Krankenschwester

„Was hast du? Sag das bitte noch mal ganz langsam - meine Ohren haben sich nämlich innerlich verknotet!"
Monika macht große Augen.
„Ich dachte bisher, ich hätte Hautprobleme - ich hab aber nur progressive disseminierte essentielle Teleangiektasien."
„Dass du das überhaupt aussprechen kannst find ich schon bewundernswert."
Astrid wedelt mit der Hand und blinkert mit den Wimpern.
„Aber aber meine Liebe, wer wird denn gleich neidisch werden? Bedenken Sie, werteste Gräfin: Sie haben dafür heute Nacht süß geschlafen und sehen nun prachtvoll aus - ich aber musste dieses überaus komplizierte Wort auswendig lernen um heute morgen die gesamte vierte Station damit zu beeindrucken. Glauben Sie mir, das hat mich doch tatsächlich wieder zwölf graue Haare gekostet! Mein guter alter Johann, der schon bei meiner Mutter in treuen Diensten stand, hat prompt das Meißner Porzellan fallen lassen, als er mir meinen Jogitee ans Bett brachte!"
Monika bleibt die Spucke weg - dann prusten beide los.
„Du bist einfach ne Wucht!"
Sie wischt sich die Lachtränen weg.
„Ich muss jetzt die Sängerin in den OP fahren. Später darfst du mir dein tolles Wort auch gern in normales Deutsch übersetzen!"

Astrid widmet sich der Medikamentenverteilung und denkt kaum mehr an ihre zunehmenden Falten, ihre grauen Haare und ihre immer schlimmer werdende Hautveränderung, die nun zwar mit irre vielen Silben geschmückt wird, aber des-

halb nicht unbedingt hübscher macht.
Am Anfang hatten die Ärzte gemeint, in der Pubertät würden die roten Flecken vergehen. Dann hieß es: mit der Schwangerschaft gibt sich das! Der nächste Doc tippte auf eine Sonnenallergie und einer riet gar zu mehr Sex. Andere machten die Umweltverschmutzung oder Lebensmittelfarben dafür verantwortlich.
Am Meisten aber hat sie die Laiendiagnose eines schamanischen Trommlers beeindruckt, dem sie bei einem Festival gelauscht hatte.
„Du wohnst hier im Spannungsfeld von drei Landkreisen - das gibt ungute Schwingungen, die deine Seele irritieren und deinen Körper krank machen!"
Sie hat gestern bedauerlicherweise drei Stunden in einem muffigen Wartezimmer gesessen und dennoch keinen blassen Schimmer, was die Teledinger, die nichts mit Television zu tun haben, mit ihrem Körper anrichten oder ob sie gefährlich sind - aber wenigstens hat sie ihren Freund zum Lachen gebracht.
„Du bist wirklich eine anspruchsvolle Frau - du gibst dich nicht mit einer kleinen zweisilbigen Akne zufrieden, bei dir müssen es gleich zwei Zeilen sein!"
Wenn Holger wüsste, dass ihr der Hautarzt zu einer Laserbehandlung für rund 10 000 Euro geraten hatte, wäre ihm das Lachen wohl vergangen - noch dazu, weil es keine Garantie dafür gibt, dass die Flecken nicht irgendwann wiederkommen. Weil Astrid aber nicht mal 2000 Euro übrig hat, muss sie über das Angebot gar nicht länger nachdenken.
Wenn sie allerdings so viel Geld hätte, würde sie sofort ins Reisebüro gehen und zwei Wochen Cluburlaub in Latein-

amerika buchen und Tag und Nacht nur Salsa tanzen. Dann hätte sie gewiss so viele Blasen an den Füßen, dass ihr das Teledingsda egal wäre.
Astrid und Holger haben sich aber nicht fürs Reisebüro, sondern für einen Kurs in „Gregors Tanzschule" entschieden. Dort gibt's am Wochenende Salsa und Samba und dienstags und freitags üben sie neue Figuren für den langsamen Walzer oder den Foxtrott.
Es macht riesig Spaß, fordert ein wenig die Hirnzellen heraus und wird mit einer Prise Erotik garniert. Tanzen ist gleichermaßen fürs Herz und für die Beine gut und dazu muss man nicht Millionär sein. Dunkel ist es dort auch und keiner schaut auf Astrids Flecken.
Wenn sie gut drauf ist, denkt sie sowieso nicht dran. Wenn sie schlecht drauf ist, möchte sie am Liebsten zu den Eskimos auswandern und einen Ganzkörperpelz tragen. Wenn sie bei der Arbeit ist, vergisst sie sowieso alles.
Die Kollegen schauen überhaupt nicht auf die Flecken, weil ihnen Astrids heiteres Wesen, ihre Zuverlässigkeit und ihre guten Nerven wichtiger sind. Und die Patienten wären allesamt froh, wenn sie statt eines Tumors, einer entzündeten Bauchhöhle oder eines offenen Beines nur ein paar Flecken hätten. So relativiert sich eben alles.

Gestern hat Astrid die Opernsängerin getröstet, die Angst um ihre Stimmbänder hat und gleich heute Morgen musste sie für eine Ehefrau Taschentücher spenden. Die Ärmste war völlig durch den Wind, weil ihrem Mann ein Stück vom Magen weggenommen wird. Ja, und die Morphiumspritze, die sie gerade bereitlegt, ist für Benedikt, der jede Nacht vom Sterben träumt. Das sind wirkliche Sorgen.

Die nächste Stunde bringt Urinflaschen und Infusionen, Verbandswechsel und die für manche Patienten mühsame Tageshygiene. Astrid antwortet geduldig auf ein Dutzend wann-darf-ich-endlich-heim-Fragen und erklärt breitwillig ein drittes Mal, weshalb jeden Tag eine Thrombosespritze sein muss.
Sie schaut auf die angeblich hässlichste Narbe des Jahrtausends und versichert, dass diese in acht Wochen prima aussehen wird. Danach kämmt sie sorgsam einer dementen Patientin die Haare, damit diese nicht wieder angstvoll zu weinen beginnt.
Es sind gerade die alten Menschen, die schon ein wenig närrisch und wunderlich sind, die Astrid besonders sanft pflegt. Sie sind nach einem reichen erfüllten Leben überaus dankbar für Rücksicht und Fürsorge, weil sie oft von ihren gestressten Kindern und Enkeln ungeduldig und ungerecht behandelt werden.
Im letzten Zimmer rechts liegt seit drei Tagen eine Bekannte aus der Tanzschule. Dort sind Blutdruckmessen und Puls fühlen mit Schwärmereien verbunden.
Astrid liebt vor allem den fetzigen Jive wegen der mitreißenden amerikanischen Musik, die so herrlich beschwingt ist. Sie gibt sich aber auch gern den langen sinnlichen Tangobewegungen hin. Ines hasst Tango, flippt dafür bei Discofox und Cha-Cha-Cha aus und hat einen Stapel Bücher und DVDs dabei, aus denen sie jeden Tag kleine Kostproben für Astrid bereithält.
„Wusstest du, dass der Cha-Cha-Cha aus Kuba kommt und sich in den 50ern aus dem Mambo entwickelt hat? Er gehört tatsächlich schon so lange zum Welttanzprogramm wie ich auf der Welt bin!"

Astrid schielt unbemerkt auf die Akte. Da sind nicht nur die Krankenkasse, die Diagnose und alle Behandlungsvorschläge verzeichnet - da steht natürlich auch der Geburtstag der Patienten.
„Ach, ehrlich? 1961 - ich dachte es sei 1964 gewesen. Wie man sich doch irren kann!"
Ines stutzt und lässt ihr Buch sinken.
„Wahnsinn, das hast du gewusst?"
Ungläubig schüttelt sie den Kopf und erst als Astrid das kleine Geheimnis lüftet ist sie beruhigt.
„Ich dachte schon, du bist die Schwester-neun-mal-klug! Hör mal zu, ich hab hier eine coole Beschreibung: Der Cha-Cha-Cha wird auf der Stelle getanzt. Die Schritte werden grundsätzlich auf dem Ballen angesetzt, bei den langsamen Schritten (Zählzeiten 1-3) wird dann das Knie durchgedrückt und die Ferse abgesenkt (Achtung: flacher Fuß). So entsteht die charakteristische Hüftbewegung."
Sie schaut auf.
„Würdest du das begreifen und tanzen können?"
Astrid probiert es rasch aus. Rück-Platz-cha-cha-cha.
„Na, bist du hingerissen von meinem bezaubernden Hüftschwung?"
Ines kichert.
„In weißem Klinikleinen kommt er nicht ganz so überzeugend zur Geltung wie mit glitzernden Pailletten. Aber jetzt musst du ins nächste Zimmer - machs gut!"

Gut gelaunt schiebt Astrid den Verbandswagen den Flur entlang und summt beschwingt „Wenn bei Capri die rote Sonne im Meer versinkt" vor sich hin, ehe sie merkt, dass das ja eine Rumba ist.

Herr Büsing, der gerade aus seinem Zimmer kommt, ist dieser Unterschied allerdings völlig egal. Er erkennt den alten Schmuseschlager sofort, strahlt und pfeift mit. Dann hält er sich den Bauch und wagt ein paar vorsichtige Tanzschritte, ehe er das Gesicht verzieht.
„Oh oh – das ist spürbar zu früh. Aber in ein paar Wochen bin ich wieder fit, dann können wir beide gern ein Tänzchen wagen!"
Ehe er mit seine Thermoskanne um die Ecke verschwindet dreht er sich noch mal um.
„Schwester Astrid?"
„Hm?"
„Hat Ihnen heut schon jemand gesagt, dass es toll ist, dass Sie hier arbeiten, weil Sie einfach ein Wonnemädchen sind?"
Astrid wird tatsächlich vor Freude ein klein wenig rot.
„Wonnemädchen ist doch eine charmante Übersetzung für meine blöden progressiven disseminierten essentiellen Telehoppsasas!"
Und mit diesem Gedanken ist Astrids Welt vorläufig wieder in Ordnung.

Im Aufwachraum

„Ein Mann sollte im Leben ein Haus bauen, ein Kind zeugen und einen Baum pflanzen."
Jeden Morgen um 6 Uhr 58 dreht Eva die Postkarte über den Monitoren um, weil sie Olafs Motto nicht sehen will. Olaf ist noch jung und will seine Ziele nicht aus den Augen verlieren.
Eva ist doppelt so alt wie er und braucht trotzdem keinen Merkzettel für ihr Seelenleben. Zudem hat sie schon drei Kinder, ein Holzhaus und einen riesigen Garten. Und auf der Rückseite der Postkarte steht ihr eigener Lieblingsspruch.
„Gib jedem Tag die Chance, der schönste Tag deines Lebens zu werden."
Als zweites schenkt sie sich stets einen Kräutertee ein und widmet sich dem OP-Plan.
Das erste ist ein Kinderblinddarm. Das gibt auf jeden Fall Tränen oder Zorn. Vielleicht wird sie die Mutter des kleinen Mädchens herein bitten, wenn diese vernünftig genug ist. Mal sehn.
Ein Leistenbruch, ein Magengeschwür. Eine Schilddrüse. Rosa Bellinda? Ist das nicht die berühmte Opernsängerin, die vergangene Woche im Konzerthaus die Schubertlieder präsentiert hatte? Eva ist neugierig.

„Guten Morgen meine Liebe - ich hab uns einen Pflanzenprospekt mitgebracht!"
Stefanie teilt die Leidenschaft ihrer Kollegin und sie fachsimpeln in den Pausen gerne und entwerfen den Garten Eden hundert mal wieder neu. Einfach nur so, ohne Geld auszugeben.

„Glaubst du, dass ich mit dem Baby noch zur Gartenarbeit kommen werde?"
„Ach Stefanie, am Anfang schlafen Kinder viel und dann nimmst du es einfach mit und stellst den Wagen unter einen Baum und dein Kind zählt Bienen und du zählst Salatsetzlinge. Das wird prima klappen!"
Vielleicht wird Stefanie eher mit wickeln als mit Wicken beschäftigt sein, doch Eva hat dieses Jahr sehr viel Zeit und große Pläne. Ihr Mann macht eine Zusatzausbildung, für die er ziemlich büffeln muss und die Kinder sind nun alle flügge.
„Aus dem Haus" heißt es im Volksmund. Für Eva heißt das: Stille, Leere und Grübeleien. Manchmal grinst sie über sich selbst, weil sie solche alte-Frauen-Gedanken hat.
„Wie die Zeit vergeht - eben waren die Kinder doch noch so klein."
Heinz vergräbt sich in den Hobbyraum und am Schreibtisch, ab und zu kommt er mit wilden Aufräumaktionen daher. Und dann steht er plötzlich hinter ihr und stöhnt und brummelt.
„Ich fühl mich alt."

Drei Jahre lang gab es im Hause Lehmann kaum ein anderes Thema als das Abitur. Zuerst war Philipp mit seinen naturwissenschaftlichen Neigungen dran gewesen. Dann schrieb der Musiker Jan seine Klausuren. Als Letzte kam Corinna, die außer Sport nichts im Sinn hat.
Jedes Mal hatte man das Gefühl, es sei das erste Abitur auf dem Erdenball und im Handumdrehn war es dann doch vorbeigewesen. Abiball und Abschiedsfeiern, Tränen und Vorfreude. Dann kam eine kleine Reise und schließlich die

Bewerbungen und Vorstellungsgespräche und der sogenannte Ernst des Lebens.
Philipps Ernst wohnt in einem Forschungslabor in der Nähe von Las Vegas, Jan macht eine Lehre bei einem österreichischen Orgelbauer und Corinna ist vor acht Wochen in den ICE gestiegen und in die Schweiz gereist. Sie bringt nun eine Saison lang kleinen Dreikäsehochs das Wedeln bei.

Gerade eben ist Eva mit einem Dreikäsehoch ohne Schneeanzug beschäftigt. Das Mädchen sitzt ohne Blinddarm, dafür mit einem riesigen Dickkopf im Bett und will sich unbedingt die Infusionsnadel herausziehen und aufstehen. Stefanie zwinkert beruhigend über die Tobende hinweg und geht hinaus, um die Mutter auf ihre schwierige Aufgabe vorzubereiten, während Eva ihr Ablenkprogramm startet.
„Kannst du schon Ski fahren?"
Prompt hört der kleine Trotzkopf auf, am Pflaster zu zerren und erzählt von der Silvretta Nova und Eva schmunzelt. Müttertricks sind eben doch unbezahlbar. Ob Corinna auch solche Tricks braucht? Schon ist sie in Gedanken wieder bei der eigenen Tochter.

Eva und Heinz haben drei Jahre lang gewusst, dass der berühmte Tag „X" auf sie zu kommt. Sie haben andere Paare beobachtet, die in ein tiefes Seelenloch fielen, nur noch jammerten und meinten, ihr Leben hätte keinen Sinn mehr.
Eva hat ihre Freundin Petra irgendwann nicht mehr besucht, weil diese nur noch ein Thema hatte: ihre Einsamkeit. Und Heinz hat einen Kollegen vor den Kopf gestoßen,

dass dieser drei Wochen lang nichts mehr mit ihm gesprochen hatte.

„Was soll dieses Selbstmitleid? Kinder werden flügge und unsere Aufgabe ist es , ihnen starke Flügel zu geben - nicht die Flügel zu stutzen oder den Nestrand zu erhöhen."

Sie hatten schon vor Jahren begonnen, sich auf die kinderlose Zeit vorzubereiten und hatten Zeit für Hobbys freigehalten, weil auch Eltern flügge werden müssen.

Als das Nesthäkchen mit seinem Snowboard abgedüst war, haben sie sich eine Woche in ihrem alten Flitterwochenhotel auf Rügen geschenkt. Sie hatten sogar das gleiche Zimmer bekommen wie vor 26 Jahren.

Aber tief innen in Evas Herzen sind noch Vorlesestunden und Keksebacken, Federball und Puppenstube. Sie schaut die alten Kinderfotos an und erinnert sich an Schultüten und Stützräder, an Zeltlager und Kanufahrten.

Sie sieht drei prachtvolle Kinder auf ihrem Weg ins Leben und sie sieht sich selbst. Stoppelhaare und Dauerwellen, Ponyfrisur und Seitenscheite wechseln ab. Miniröcke und Schlaghosen, Schottenkaro und Batikflatterhemden - alles war Mode und alles ging vorbei.

Sie selbst hat sich auch verändert. Sie ist nicht mehr blauäugig sondern hat manches blaue Auge abbekommen. Sie ist nicht mehr leichtgläubig, aber sie hat den Glauben nicht verloren. Sie lebt nicht mehr uferlos, aber sie ist auch nicht gestrandet.

Sie hat zusammen mit Heinz Talsohlen und Höhenflüge kennen gelernt und auch das Gefühl der Einsamkeit mitten in der quirligen Familie. Mal fühlte sie sich ausgenutzt und dann wieder meinte sie, niemand hätte es so gut wie sie.

„Ein ganz normales Leben also. Ist das nun schön oder ist das schlimm? Auf jeden Fall ist es vorbei. Ich muss jetzt ein Kapitel weiterblättern."
Das hat sie gestern zu einer Kollegin aus der Intensivstation gesagt und ihre Stimme hatte dabei gezittert. Dieses neue Kapitel hat nämlich noch viele leere Seiten und sie und Heinz müssen diese Seiten mit Sinn füllen.
„Vorbei - das hat so etwas endgültiges und ich frag mich: was kommt jetzt?"
Manchmal ist sie dabei mutlos und dann wieder hat sie richtig Lust auf Neues. An anderen Tagen starrt sie aufs Telefon und hofft, dass Corinna zwischen zwei Abfahrten anrufen möge und dann wieder nimmt sie einfach ihr Handy und schickt drei Kurzmitteilungen in die weite Welt hinaus.
„Ich will mir nicht Leid tun. Ich hab ein eigenes Leben gehabt und ich hab es immer noch."
Wie ein Mantra sagt sie es an grauen Tagen vor sich hin. Dann legt sie eine alte Les Humphries-Platte auf und hopst zu Mama Loo im Wohnzimmer herum bis sie außer Atem ist. Als Mama Loo in den Charts war, ist Eva von daheim ausgezogen und fand die täglichen Anrufe ihrer überbesorgten Mutter äußerst lästig.
„So will ich nicht werden!"
Eva hat ihren Kinder tatsächlich die Freiheit der Entscheidung gelassen und sich mit ihnen für die gebotenen Chancen gefreut. Die Jungs haben auch fleißig Emails geschickt und Fotos und immer wieder witziges oder empörendes aus dem Arbeitsleben berichtet.
Corinna aber schweigt - doch ihre Brüder rufen daheim an und fragen verständnisvoll, wie es „im Alleingang" ohne das Nesthäkchen klappt.

Eva will es nicht persönlich nehmen, aber es tut trotzdem ihr weh, dass Corinna beim an-daheim-denken nicht Lust auf einen kleinen Anruf bekommt.
„Wenn es ihr schlecht ginge, würde sie sich schon melden."
Heinz vermisst seine Tochter auch, aber er spielt Supermann und tut so, als würde er das Telefon rein zufällig mit sich herumtragen.
Jan kennt seine Schwester besser.
„Die Kleine würde sich eher die Zunge abbeißen, als dass sie ihr Heimweh zugibt."
Mag sein, aber momentan beißt sich vor allem Eva auf die Zunge, damit sie nicht zu weinen beginnt.
Sie tritt ans dritte Bett. Es ist tatsächlich die Opernsängerin und Eva hält ihr ein wenig die Hand, weil sie im Schlaf leise jammert. Vielleicht ist es verrückt, aber es tut ihr in der Seele gut, die berühmte Künstlerin zu trösten. Sie wird sich hinterher nicht daran erinnern und Eva wird es nie jemandem erzählen.

Ein anderer wird allerdings bald viel zu erzählen haben – Philipp hatte gestern eine wunderbare Email geschickt.
„Ach Mama, was freu ich mich auf deinen Garten! Ich hoffe, dass alles blüht und die Hummeln brummen und dass viele Pfauenaugen auf diesen violetten Blumen sitzen, die ich dir immer zum Geburtstag aus Frau Meiers Garten geräubert habe.
Hier in Las Vegas sind nur die Glühbirnchen bunt und die Wüste hängt mir zum Hals heraus. Ich bin nicht gemacht für dieses ewig gleiche Wetter und den Staub. Ich brauche meine vier Jahreszeiten, meine Pusteblumen und meinen kugelrunden Schneemann."

Und dann hatte er von seiner Stelle in Kassel erzählt.
„Zuvor bin ich aber erst drei Monate bei euch - wenn ihr mich wieder haben wollt?"
Heinz hatte einen Piccolo geholt und sie hatten sich mit nassen Augen zugeprostet und mit dem Selbstauslöser ein Foto davon gemacht und nach Amerika gemailt.
„Du siehst - wir freuen uns auf dich! Es ist schön, dass du zu einem kleinen Urlaub ins alte Nest zurückkommst und wir werden bestimmt den goldenen Mittelweg zwischen Wiedersehensfreude und nicht-auf-die-Nerven-gehen finden. Deine alte Freibad-Leopardendecke wird frisch gewaschen im Garten auf dich warten und wir werden den Rasen vier Wochen lang nicht mähen, damit auch wirklich alles blüht und überall Grashüpfer unterwegs sind."
Deshalb hat Eva eine lange Arbeitsliste geschrieben. Die Bechermalven werden zu dieser Zeit in voller Blüte stehen und die „Jungfer im Grünen" vielleicht auch noch. Levkojen und Löwenmäulchen werden Schmetterlinge anlocken und Ringelblumen blühen sowieso überall knallbunt.
Den blauen Rittersporn am Essplatz und die rosaroten Wicken neben dem Gartentor hat Philipp immer besonders gern gehabt, da kann sie vielleicht noch ein wenig dazusäen, damit es üppiger wird. Ja und dann wird Eva zwischen den Stockrosen wie immer ein Tischchen für kühle Getränke aufstellen und überall sollen dicke Margeritensträuße ihren herben Duft verströmen.
Sie stellt sich alles schon bildlich vor: Philipp zeigt die versprochenen Bilder von der Stadt der Spielautomaten und erzählt Laborgeschichten, Eva kann ihn mit ihren Französischkenntnissen verblüffen und Heinz wird ihn zu einem Tennismatch einladen. Vielleicht wird sie den Pokal, den

Heinz bei seinem ersten Tennisturnier gewonnen hat, ganz beiläufig auf den Tisch stellen und als Sektkühler benutzen. Sie haben den Kindern bewusst nichts von ihren neuen Hobbys erzählt, weil sie diese kleinen Geheimnisse für sich behalten wollten.

Bei all diesen Gedanken merkt sie, wie wichtig es ihr ist, dass der Große merkt, dass nicht nur er sich weiter entwickelt hat. Dass auch die „alten" Eltern noch Pläne haben und sich für neue Ideen begeistern lassen.

Eva will, dass der Junge nicht nur die Dynamik der Jugend, sondern die Zähigkeit der Älteren entdeckt und spürt, dass man jeder Generation Veränderungen zutrauen darf. Vielleicht schlummert auch den Wunsch in ihr, dass die Kinder stolz auf ihre Eltern sind?

Sie macht sich keinerlei Gedanken darüber, ob sie sich fremd geworden sind - das hätte sie bei den Telefonaten sofort bemerkt. Aber sie ist neugierig, wie erwachsen er wirken wird, denn drei Jahre gehen an niemandem spurlos vorbei.

Da geht die Schleuse zum fünften Mal auf und der nächste Patient braucht ihre Aufmerksamkeit. Sie nimmt ihn in Empfang, deckt ihn warm zu und schiebt ihn in eine freie Nische. Rasch sind die Elektrodenkabel mit dem Monitor verbunden, sie kontrolliert Puls und Blutdruck und die Sättigungswerte und trägt alles ins Protokoll ein.

"Ich will trinken. Sofort! Und zwar Orangensaft!"

Der nächste Kindertrick wird benötigt und für die nächste Stunde haben in Evas Gedanken keine ausgeflogenen Kinder, sondern nur noch ihre Patienten Platz.

Der Seelsorger

Andreas starrt ungläubig auf die Email seiner Schwester. „Pedros Tochter ist heute entführt worden. Direkt vor dem Haus. Die Großmutter hat es aus dem Küchenfenster gesehen. Ein schwarzes Auto ist es gewesen, alt und klapperig. Wie im Fernsehen ging die Tür auf und ein Arm hat die kleine Pacita hineingerissen. Dann ist das Auto mit quietschenden Reifen davongerast."

Andreas reibt sich die tränenden Augen. Er hat die kleine Pacita im vergangenen Jahr kennen gelernt und sich sofort in ihr Zahnlückenlachen verliebt. Entführt in Honduras. Das kann zweierlei bedeuten. Entweder ist die Sechsjährige schon lange tot, weil ihre Organe verkauft wurden oder sie ist irgendwo im Ausland, weil adoptierfreudige Reiche bar bezahlen. Es kann aber auf keinen Fall bedeuten, dass Pacita bald wieder vor der Tür steht und lächelt.

„Andreas, ich halte es bald nicht mehr aus. Nachts wache ich schreiend auf. Ich wiege nur noch 48 Kilo. Das Elend dieser Menschen und die Grausamkeit dieses Lebens zerfrisst mich. Die Hilflosigkeit lähmt mich. Die Wut über diese Regierung lässt meine Eingeweide brennen. Ich will nur noch nach Hause. Damit meine ich Deutschland. Ich spüre, dass hier nicht mehr meine Heimat ist. Pacitas Entführung hat etwas in mir zerstört. Ich habe sogar verlernt zu beten. Ach Andi, was soll ich nur tun?"

Wenn er das wüsste! Seit siebzehn Jahren lebt seine Schwester nun schon mit Pablo in einem kleinen Dorf in

Honduras. Niemand in der Familie hat geglaubt, dass diese Ehe mit dem mittelamerikanischen Lehrer gut gehen würde. Sie hatten Wetten abgeschlossen, wann Maria reumütig in den Schoss der Familie zurückkehren würde. Doch keiner gewann, denn Maria war geblieben.

Die Lebensfreude der Menschen im Dorf, der soziale Zusammenhalt und ihr unverwüstlicher Glaube an Gottes Hilfe und eine gute Zukunft hatten sie stets beeindruckt.

Maria hatte ihr deutsches Leben mit Theater und Ballettstunden, mit ihren Rosenstöcken und dem Gospelchor gegen ein Leben in Einfachheit getauscht und schien nichts zu vermissen.

Die ersten Jahre waren hart gewesen und das sehnsüchtige Warten auf Marias Briefe hatte Mutters Haare weiß werden lassen. Der Vater sprach überhaupt nicht über seine Tochter, aber jeder sah, dass er litt.

Nun sind beide Eltern tot. Vater hatte einen Herzinfarkt nicht ernst genommen und Mutter war ihm einfach nachgegangen. Sie wollte und konnte ohne ihn nicht mehr leben. Er war ihr Leben gewesen.

Andreas muss nicht mehr auf Briefe warten, er bekommt schon lange das Neueste als Email - doch Breife waren ihm lieber gewesen. Wenn die Post ankam, war das Beschriebene schon einige Wochen alt gewesen und Andreas war klar, dass die meisten Probleme inzwischen gelöst worden waren. Diese Distanz war wohltuend.

Jetzt aber sitzt er da und sieht, dass Maria vor zehn Minuten auf „senden" geklickt hat. Dass sie mitten in der Nacht an ihn schreibt, weil sie nicht schlafen kann. Dass sie jetzt dort sitzt und weint. Er weint hier, weil er ihr nicht helfen kann und weil sie ihm so fehlt.

„Zwillinge müssen sich trennen können" hatte die Mutter immer gesagt. Andreas hat nie widersprochen. Mutter war ein Einzelkind gewesen und konnte die innige Verbundenheit ihrer Kinder deshalb nicht verstehen. Wie könnte Andreas einen klaren Gedanken fassen, wenn Maria verzweifelt ist?
Eigentlich soll er heute morgen durch die Stationen gehen und freundlich lächeln. Er soll zuhören und antworten, er soll trösten und Hoffnung unterstützen. Er soll den Sterbenden die Hand halten und den Angehörigen zulächeln, während im Operationssaal Tumore entfernt werden.
Wie aber soll er Trost geben, wenn Pacita entführt wurde? Wenn Grausamkeit siegt und Geldgier das Leben bestimmt? Wie soll er Zuversicht ausstrahlen, wenn in einem anderen Land der Erde Bomben fallen und Selbstmordattentäter Unheil bringen? Er versteht Maria so gut und bewundert sie, weil sie es überhaupt so lange ausgehalten hat.
Als Hurrikan Mitch seine Spur der Verwüstung hinterlassen und Abertausende ins Elend gestürzt hatte, war Maria stark gewesen und Andreas unterstützte sie nach besten Kräften.
Er hat in seiner Kirchengemeinde vom Elend in Honduras erzählt und Fotos gezeigt. Er hat am Ende des Gottesdienstes Marias Briefe vorgelesen und es ist ihm gelungen, die Herzen der Menschen mit Mitleid zu erfüllen. Ein gebührenfreies Spendenkonto wurde eingerichtet und Tonnenweise Kleider verschifft. Jeder wollte etwas geben, jeder wollte seine Verbundenheit mit Maria zeigen.
Kein einziges Haus und keinen Baum hatte Mitch damals in der kleinen Gemeinde stehen lassen. Unter den Trümmern lagen so viele, die Maria gekannt und gern gehabt hatte. Sie weinte mit den Familien und streute Blumen auf die Gräber.

Sie unterstütze Pablo mit ihrer Liebe, ihrer Arbeitskraft und ihren guten Ideen. Und sie konnte helfen, weil die Menschen im vergleichsweise reichen, spendenfreudigen Deutschland großzügig waren. Kleine Häuser wurden errichtet, die Krankenstation wieder aufgebaut und ebenso die Schule mit ihren zwei Zimmern.

Weil Babysitter-Großmütter unter Mauersteinen gestorben waren konnten ihre Töchter wegen der Kinder nicht mehr arbeiten gehen. Deshalb kämpfte Maria mit ihrem Mann um einen Kinderhort.

Nach und nach wurden in einfachen, aber zweckdienlichen Holzhäusern Tische und Bettchen aufgestellt, Schulranzen fanden ihren Weg über das Meer und in der Kirchengemeinde erklärten sich freundliche Menschen bereit, eine Patenschaft zu übernehmen. 20 Euro im Monat sichern nun ein warmes Mittagessen und ein Glas Milch. Jedes Kind hat ein eigenes Paar Schuhe und wird lesen lernen und eine Ausbildung machen können.

Die Jugendgruppe hatte ein Theaterstück einstudiert und die Einnahmen der Aufführung nach Honduras überwiesen. Überglücklich lasen sie die einfachen Briefe und klebten die Zeichnungen der Kinder an die Kirchentür. Ihr Theatergeld reichte für den Kauf eines unbebauten Grundstückes hinter der Schule. Die Schüler haben gejätet, geschoren und gesät und können nun im eigenen Gemüsegarten Leckeres ernten.

Und dennoch ist alles nur ein Tropfen auf den heißen Stein, denn wenn eine Mutter ihr Kind nicht in den Hort bringen kann, weiß sie nicht, ob es am noch da ist, wenn sie abends von der Arbeit zurückkommt.

Kinderraub und Drogenhandel stehen in der Liste der Abscheulichkeiten ganz oben und sind scheinbar durch nichts auszurotten.
Andreas bemüht sich, keine Vergleiche anzustellen. Er hört weg, wenn Dreizehnjährige mit ihren Kamerahandys protzen. Er hört weg, wenn sich hinter ihm im Supermarkt zwei Damen mitten im Dezember über die mangelnde Qualität der südafrikanischen Erdbeeren mokieren. Er versucht nicht an Maria zu denken, wenn zwei grell geschminkte Teenager ihre Discoerfahrungen austauschen. Und er denkt nicht an den Hort, wenn im Religionsunterricht unqualifizierte Bemerkungen fallen. Den Wirtschaftsteil der Tageszeitung liest er schon lang nicht mehr, weil er sonst Magenkrämpfe bekommt.
Natürlich kann Andreas mitreißend predigen und anrührende Gebete sprechen – doch tief in ihm ist ein Riss. Und dieser Riss wird genau wie seine Sprachlosigkeit immer größer und ist sein ganz persönlicher „St. Andreasgraben".

So wie sich auf über 1000 Kilometer von Mexiko nach San Francisco zwei große Platten verschieben, haben sich in dem jungen Pfarrer die Wichtigkeiten verschoben und ganz allmählich sind über die scharfen Ränder seine Zuversicht, seine Heiterkeit und seine Gelassenheit in den entstandenen Graben gefallen.
Er steht am Altar, am Grab, am Klinikbett. Er sagt, was die Leute hören wollen. Er versucht herauszufinden, was ihnen hilft. Er spricht mit ihnen Gebete oder schweigt mit ihnen in der Krankenhauskapelle.
„Ach Herr Pfarrer, wie gut dass Sie da waren, Sie wissen immer was zu tun ist."

Wenn die Leute wüssten, wir oft Andreas an seinem Hiersein zweifelt, wären sie wahrscheinlich schockiert.
„Ach Herr Pfarrer, Sie finden immer die richtigen Worte!"
Fällt denn niemand auf, dass er immer das Gleiche sagt und dass es meistens nicht seine Meinung, sondern etwas aus der Bibel oder ein schlaues Zitat eines Berühmten ist?
„Ach Herr Pfarrer, es ist einfach schön, dass Sie uns allen helfen!"
Und wer hilft dem Pfarrer? Was würde passieren, wenn er einmal von seinen Gefühlen erzählen würde? Würden sie davonlaufen? Zum Dekan rennen? Oder würde sich auch für ihn ein Zuhörer finden? Würde auch ihn jemand ernst nehmen und als Mensch wahrnehmen?

„Warum sieht man in mir immer nur eine Amtsperson, die ihre Pflicht erfüllt?"
So hat er neulich Maria gefragt und ihre unverblümte Antwort hatte ihn erschreckt.
„Weil du dich ein Stück weit aufgegeben hast, damit du für andere da sein kannst."
Und seither fragt er sich, wie lange das wohl noch gut geht, dieses sich-herschenken. Wie lange er noch Kraft hat für sein kleines Theaterspiel. Wann er wohl einfach nicht mehr kann und seine Maske fallen lässt?
Er merkt, wie müde und ausgelaugt er ist und ertappt sich erschreckend oft dabei, dass er neidvoll auf die Patienten schaut, weil er selbst in einem dieser Betten liegen und gesund gepflegt werden möchte.

Der Betriebsrat

„Martin?"
„Hm?"
„Du siehst gut aus."
„Hm."
„Ich meine, du siehst wieder richtig gut aus."
„Ich weiß."
„Bist du jetzt nicht mehr magersüchtig?"
„Ich war gar nicht magersüchtig, ich war nur zu dünn."
„Ach."
„Ja."

Martin zählt die druckfrischen Plakate für die Betriebsversammlung.
„Ich hatte nur keinen Appetit. Und keine Lust zum Essen."
„Ich glaub, das könnte mir nie passieren."
„Hab ich früher auch gedacht."

Marlies sortiert konzentriert die eingetroffenen Anfragen aus dem Kummerkasten.
„Und warum warst du dann so dünn?"
„Ich hab mich auffressen lassen. Von den Menschen hier, von ihren Schicksalen, von meinen Aufgaben."
„Das ist dein Job."
„Nicht wirklich. Zu meinem Job gehören Arbeitnehmerinteressen und nicht, dass ich an allem verzweifle und nicht mehr trennen kann zwischen Wichtigem und Unwichtigem."
Es bleibt ein Weilchen still. Jeder ist beschäftigt. Martin kopiert für Sarah eine Passage aus dem Kündigungsschutzgesetz.

„Martin?"
„Hm?"
„Mir ists egal, wo du warst. Hauptsache du bist wieder da und es geht dir wieder gut. Und es bleibt so."
„Ich glaub schon."

Er nickt zustimmend, dann schreddert er alte Unterlagen und macht ein Höllenspektakel.
„Martin?"
„Beim siebenschwänzigen Drachen – Marlies, du kostest mich echt Nerven. Ich hab keine Therapie gemacht. Ich hab ein-fach nur eine gute Fee getroffen und die hat mir drei Wünsche erfüllt und jetzt bin ich wieder gesund."
Sie starren sich an.

„Martin?"
„…"
„Spinnst du?"
„…"
„Ich habs nicht so gemeint!"
„Wenn du heut Abend Zeit hast, kannst du mich begleiten und meine gute Fee kennen lernen. Und dann fragst du mir hoffentlich nie wieder ein Loch in den Bauch."
„Wann?"
„Um Sieben."
„Bei dir?"
„Bei mir."

Drei Stunden später bedauert Marlies, dass sie mitge-kommen ist. Sie sitzen in einem dämmerigen Kellerraum, der mit roten Samttüchern verhängt ist. In der Mitte

brennt eine skurrile Lampe, die so alt aussieht, dass sie problemlos von Aladin stammen könnte und Martin ist verschwunden.
Einzeln und in kleinen Grüppchen kommen Menschen jeden Alters, kauern sich auf die weichen Kissen und sehen erwartungsvoll aus.

„Welches ist Ihr Lieblingsmärchen?"
„Wie?"
Marlies ist entsetzt.
Ein dralles, glücklich strahlendes rotbackiges Geschöpf hat sich neben sie gesetzt.
„Ich mag überhaupt keine Märchen."
Marlies brummt unwirsch und unhöflich ihre Antwort nach rechts und überlegt, ob sie einfach verschwinden soll. Die psychedelische Musik aus den unsichtbaren Lautsprechern ist auch nicht dazu angetan, sie zu besänftigen. Bei allen anderen im Raum scheint sie jedoch zu wirken.
Marlies schaut sich um. Alle sehen entspannt und fröhlich aus, wirken aber ein wenig ungeduldig. Grad so wie Kinder, wenn sie aufs Christkind warten. Die Musik wird leiser, Martin betritt den Raum.
Marlies will ihm diskret zuwinken – da setzt er sich auf ein rotgoldenes Lederkissen neben der aladinschen Lampe und schaut in die Runde.
„Es war einmal..."
sagt er mit leiser, warmer Stimme.
Ist das etwa ihr Kollege? Der Betriebsrat der sieben Kliniken? Unfassbar.
„Es war einmal in alten Zeiten als das Wünschen noch geholfen hat. Da lebten ein König und eine Königin..."

Marlies merkt nicht einmal, dass ihr Mund halboffen bleibt. Sie kneift die Augen zusammen und betrachtet Martin mit dem gleichen zweifelnden Unglauben, den sie einem silbernen Einhorn entgegenbringen würde. Martin ist ein Märchenonkel! Wenn sie das morgen in der Klinik erzählt!
Nein – das kann, das darf sie niemandem erzählen. Keiner würde Martin jemals wieder ernst nehmen, er wäre einfach unten durch.

„Hi Marlies, hast du für mich freigehalten?"
Das gibt's nicht – die Diätassistentin!
Sie kuschelt sich in das nachtblaue Sitzkissen und schließt die Augen.
„Doch als das Töchterchen geboren war, starb die Königin und der König war untröstlich."
Kindbettfieber. Gabs damals häufig. Marlies ist unbeeindruckt. Das kam von der mangelnden Hygiene und war eben lange vor Ignaz Semmelweis, dem österreichischen Mütterretter.
„Und übers Jahr nahm er sich eine neue Gemahlin..."

Ja und dann vergisst Marlies den Doktor Semmelweis und den Betriebsrat und wird wieder die kleine Mali und lauscht genau wie alle anderen und regt sich über die Bosheit und den Neid der Stiefmutter auf und dankt dem gutherzigen Jägersmann für seine Güte und sie isst mit Schneewittchen vom Zwergentellerchen und trinkt aus dem winzigen Becherchen.
Zwei Stunden später ist Martin wieder am Erzählen, dieses Mal allerdings nur für Marlies, nicht fürs Publikum. Eine Kerze hat er trotzdem angezündet.

„Die Betriebsärztin war wirklich eine gute Fee für mich. Sie hat mich krank geschrieben, hat mir alle Bände Harry Potter verordnet und meine Rückkehr in die Klinik nicht vor der letzten Seite erwartet."
Marlies kichert.
„Kein Wunder, dass die gute Frau Rowling so reich geworden ist – wenn man Märchen auf Rezept bekommt!"
„Du lachst – mir hat es geholfen."
Martin gießt ihr noch einen kleinen Schluck Riesling nach.
„Und anschließend hab ich mein eigenes Märchenbuch vom Speicher geholt und alle Helden meiner Kindheit aus ihrem jahrzehntelangen Schlaf geweckt. Danach war ich geheilt."
Marlies prostet ihm zu.
„Warum? Warum Martin? Ich versteh es einfach nicht. Ein Mann wie du, ein Betriebsrat, der souverän und wortgewaltig an allen Fronten kämpft, lässt sich von einem Märchen gesund machen?"
„Warum nicht?"
Martin schiebt das Schälchen mit den Salzmandeln näher und erzählt ihr in der für ihn typischen Zurückhaltung von den Symbolen, die er im dicken, zerfledderten Buch seiner Kindheit für sich neu entdeckt hat.
„Es kann durchaus sein, dass es nur ein Phase in meinem Leben ist und irgendwann wieder in den Hintergrund tritt – aber jetzt gerade passen diese Märchen zu mir."
„Blendest du damit deinen Alltag aus?"
Martin schmunzelt.
„Im Gegenteil – ich hole ihn herein. Ich sehe Parallelen, ich suche Ähnlichkeiten. Am Anfang hat es mir sehr gut getan, Schicksalsmärchen zu lesen, die zeigen, dass manchmal Dinge einfach passieren, ohne dass man was dafür kann

und dass man auch gar nichts daran ändern kann."
Marlies zuckt die Schultern.
„Dafür brauch ich kein Märchen, das weiß ich auch so."
„Mein Kopf weiß es auch – aber meine Seele hatte es vergessen. Verstehst du?"
Martin zerbeißt genüssliche eine Mandel.
„Im Märchen gibt es jede Menge Verlierer. Leute, die im Schatten stehn, denen nichts zugetraut wird. Die Stieftochter, der jüngste Sohn oder der arme Handwerker. Oft zeigt sich, dass der arme Kerl, der da von allen belächelt und gemobbt wurde, ein verzauberter Prinz war."
Marlies grinst.
„Ach so – du bedauerst es also, dass du nicht blaublütig bist?"
„Ach Marlies – so einfach ist das nun auch wieder nicht. Nimm mich doch mal ein bißchen ernst. Prinz werden, heißt nicht Reichtum und Ehre zu erlangen – es geht um die Verwandlung. Es geht drum, dass aus der grauen Maus etwas Leuchtendes wird. Weißt du noch: aus dem hässlichen Entlein wurde ein stolzer weißer Schwan!"
Marlies nickt. Dieses Märchen hat sie sehr geliebt und immer wieder aufs Neue mit dem Entchen geweint, weil es von allen ausgelacht wurde. Nachdenklich nippt sie an ihrem Glas.
„Ich glaube, ich hab dir Unrecht getan. Erzähl doch bitte weiter. Ich will auch nicht mehr lästern."
„Manche scheinen am Anfang der Versager und dann treten sie ans Licht und entdecken ihre Fähigkeiten."
Marlies kramt in ihren Grimmschen Erinnerungen.
„Dann erklär mir doch mal den „Hans im Glück" mit seiner goldenen Gans!"

„Der Hans? Er hat sein Elternhaus verlassen, hat was erlernt, hat Erfahrungen gemacht. Er hat entdeckt, dass er nun lang genug in der Fremde war und wieder heim möchte ins Vertraute."

Marlies triumphiert.

„Ne, eben nicht, er hat gar nichts gelernt. Er lässt sich dauernd übers Ohr hauen und macht Verluste dass es kracht."

„Puh, bist du aber konsumorientiert!"

Martin provoziert seine Kollegin absichtlich.

„Der Hans hat sogar so viel gelernt, dass er spürt, dass es nicht auf den Besitz ankommt, sondern auf die inneren Werte. Auf Freiheit, aufs Wohlfühlen, auf Unabhängigkeit und soziale Kontakte. Er geht leicht und unbeschwert nach Hause und hat sich von seinem Ballast befreit. Er kann wirklich neu anfangen und klebt nicht am Alten fest. Verstehst du?"

Nun weiß Marlies nichts mehr zu erwidern.

„Das alles ist in einem harmlosen Kindermärchen versteckt?"

„Märchen waren anfänglich nicht für Kinder gedacht – sie stammen aus einer Zeit, in der die Großfamilie ums Feuer saß und nicht am Fernseher. Die wenigsten konnten lesen und schreiben – wie hätten denn die Werte und die Moralvorstellung sonst vermittelt werden können? Das war die damalige Methode von sozialem Lernen!"

Nun kommen Marlies wieder Zweifel.

„Wie kann man denn von etwas lernen, das fiktiv ist? Das hat ja wirklich jeder sehen müssen, dass das alles erfunden ist. Sprechende Pferdeköpfe an der Wand und so was..."

Martin weiß es auch dieses Mal eine Erklärung.

„Gerade weil es erfunden ist, kann man so gut drüber nachdenken. Dann hat man den nötigen Abstand. Wenn dir jemand von einem Multimillionär erzählt, der seine Aktien verliert, empfindest du kein Mitleid, sondern Schadenfreude und glaubst nicht, dass er sich nun auf den Sinn des Lebens besinnt. Dazu brauchst du den Hans."
Darin gibt ihm Marlies recht, findet Märchen aber trotzdem süßlich und kitschig.
„Süßlich? Wegen der Prinzessinnen? Überleg mal genau. Die Märchenwelt ist kein Schlaraffenland. Da muss man aktiv sein, erfinderisch, draufgängerisch. Man muss unlösbare Aufgaben erfüllen um den verdienten Lohn zu erhalten. Man erhält das Vermögen nicht, weil man den Mindestlohn ignoriert, sondern weil man den feuerspeienden Drachen besiegt. Im Märchen werden nicht die Angestellten vorgeschickt, damit sie sich die Finger verbrennen – im Märchen kämpft man selbst."
„Ach, und du bist auch so ein Kämpfer?"
„Du brauchst mich gar nicht auslachen. Ja, auf meine Weise bin ich das. Ich könnte den Kopf in den Sand stecken, wenn die Klinikleitung Stellen abbaut. Ich kann aber auch wie das tapfere Schneiderlein trotz meiner ungünstigen Ausgangsposition mutig und optimistisch sein. Erinnerst du dich: nicht mal die Bremer Stadtmusikanten haben kampflos aufgegeben."
„Sie haben auch nie gesungen – das Märchen endet vorher."
„Gut aufgepasst" lobt Martin.
„Es ist allerdings gar nicht wichtig, ob sie singen. Das wichtige war die Herausforderung. Sie haben einen neuen Lebensabschnitt begonnen und ihre Fähigkeiten erkannt und genutzt. Sie haben sich zusammengetan und waren dadurch

stark. Sie waren kreativ und haben damit überzeugt. Genau das brauchen wir doch hier im Klinikalltag auch. Oder etwa nicht?"
Marlies nickt verblüfft.
"So hab ich das noch nie betrachtet. Und was haben der Betriebsrat und die Märchenfiguren noch für Gemeinsamkeiten?"
Martin lacht schallend.
"Ganz klar: die Sympathien sind stets auf der Seite der sozial Schwachen."
Dann wird er ernst.
"Es ist nicht nur der Betriebsrat. Das bist auch du, die Laborantin. Oder der Bäcker und der Friseur, Der Ingenieur und der Schauspieler. Für alle ist der Wald manchmal Be-drohung und manchmal Lebensraum und Schutz. Wir alle kennen Geschichten über Intrigen, Verrat und Mord.
Daniela ist fix und fertig, weil der Einbrecher vom rechten Weg abkam und gierig war. Christine an der Pforte leidet unter der Krankheit ihres Mannes. Günthers Schwester ist machtgierig und Britta die Nachtschwester mit den roten Locken, hat eine Schwägerin, die vor Neid und Missgunst keinen klaren Gedanken mehr fassen kann."
Marlies nickt unentwegt.
"Ich weiß, was du meinst. Bei Frau Holle lernt man, dass der Fleißige belohnt und der Faule bestraft wird und wer wie das Sternentalermädchen teilt, wird auch etwas zurückbekommen. Und die Gretel ist emanzipiert und klug und rettet den Hänsel. Aber Sarah aus dem OP ist so bescheiden und hilfsbereit – und trotzdem hat sie keinen Job mehr."
Martin nagt nachdenklich auf seinem Daumen herum.

"Ich sag ja nicht, dass es lauter Sterntalerkinder gibt - das Märchen gaukelt uns keine heile Welt vor. Es zeigt die Welt wie sie ist, mit guten und schlechten Seiten und Konflikten. Aber es soll uns weltoffen und zukunftsorientiert denken lassen.
Man darf trotz aller Gefahren und Regeln durchaus die verbotene Tür öffnen. Es geht um den Lebensmut, verstehst du? Nicht ums Aufgeben!"
Marlies hält es nicht mehr auf dem Sofa aus. Sie ist so aufgewühlt, sie muss herumlaufen.
"Warum werd ich nur das Gefühl nicht los, dass du mich mit einem Hintergedanken mitgeschleppt hast, weil ich grad eine Krise durchmach und kein Selbstvertrauen hab? Und weil..."
"Halt!"
Martin fällt ihr empört ins Wort.
"Ich hab dich nicht mitgeschleppt! Erinnerst du dich? Du hast nicht locker gelassen!"
Marlies stutzt.
"Entschuldigung. Du hast Recht. Das war unfair von mir."
Sie setzt sich wieder, versucht tief durchzuatmen und kämpft ihren Unmut nieder.
"Ich fühl mich angegriffen, weil ich nicht so mutig bin. Weil ich nur von schönen Jungfrauen umgeben bin und mir vorkomme wie das staubige Aschenputtel. Weil ich mich nicht gegen das Unrecht wehren kann und weil zu oft erlebe, dass ich im Labor mit Wahrhaftigkeit und Ehrlichkeit nicht durchkomme und weil sich die schönen Feen mit ihren blonden Locken immer vorteilhafter präsentieren können."
Jetzt kullern dicke Tränen. Martin ist nicht weltfremd und deshalb lässt er seine Kollegin einfach weinen. Er weiß, dass

auch eine ganze Tanzgarde von tapferen Rotkäppchen nicht gegen den ohnmächtigen Zorn ankommen, den Bosheit, Egoismus und Eifersucht auslösen können.
Im Märchen hält der Froschkönig sein Versprechen und König Drosselbart löst seinen Eid ein – im Menschenleben wird eben manchmal der böse Wolf befördert und die missgünstige Hexe wird nicht entlassen. Da fließt kein süßer Brei und man kann trotz aller Bemühungen kein Gold spinnen.
"Oh weh – es ist schon weit nach Mitternacht! Jetzt sag mir was märchenhaft Schönes für den Heimweg."
Marlies schneuzt sich ausgiebig und denkt bewusst nicht dran, dass sie mit ihren verquollenen Augen gewiss nicht wie Schneeweißchen aussieht.
Martin holt tief Luft.
"Jeder muss sein Lebensmärchen selbst schreiben. Ich könnte dabei vielleicht dein gestiefelter Kater mit den guten Ideen und der großen Klappe sein.
Wir sollen gar nicht in das Paradies der Kindheit zurückzukehren und uns in fabelhaften Fantasien verlieren. Wir sollen nur unsere Fantasie als Fahrkarte für die Reise benutzen, damit wir nicht vor lauter Ehrgeiz und Habsucht enden wie des Fischers Frau.
Von der nimmersatten Ilsebill und dem dicken Butje erzähl ich dann übrigens im nächsten Monat..."

In der Näherei

„Autsch!"
Sabrina hat sich in den Finger gestochen. Rotes Blut auf weißer Schwesternhose. Hübsch. Wie bei der Königin in Schneewittchen! Ist das vielleicht ein Zeichen, dass sie ein Mädchen bekommen wird? Eines mit Haaren so schwarz wie Ebenholz, einer Haut so weiß wie Schnee und Lippen so rot wie Blut?

Sabrina lächelt glücklich. Vor vier Monaten hatte Steffen bei einem luftigen Kaiserschmarrn ganz beiläufig gefragt: „Wollen wir nicht einfach mal die Pille weglassen?" und die Rosinen unter die lockere Teigmasse gehoben.
Und nun sitzt Sabrina da und wartet, bis keine Blutströpfchen mehr aus ihrer Fingerspitze fallen. Seit vier Tagen kann sie an nichts anderes als an das Baby denken, das da so winzig klein und noch gar nicht babyähnlich in ihr schwimmt.
Ein Kaiserschmarrnbaby! Sie kichert.
„Ach du kleines Rosinchen. Du sollst meine Liebe schmecken können, weil ich dir nie Fertignahrung auftische sondern wilde Erdbeeren hinterm Steinbruch suche. Und wenn du krank bist, koche ich dir Kamillentee."
Und weil sie schon an Essen denkt, nimmt sie sich vor, dass ihre Liebe auch zu riechen sein wird wenn es Weihnachtsplätzchen mit Zuckerstreuseln, Schokopudding und frisch gepressten Orangensaft gibt.
„Wenn du diesen Saft dann umwirfst oder die Tischdecke zerschneidest und wenn die neue Hose ein Loch hat und du die Seifenblasen schon nach zehn Sekunden verschüttest,

dann will ich nicht schimpfen. Auch nicht, wenn du die Eiskugel aus der Waffel in den Sand plumpsen lässt."

Sabrina steckt gedankenvoll den Zeigefinger in den Mund.
„Meine Liebe soll dich nicht nerven, kleines Rosinchen. Deshalb will ich nicht „nie und immer" sagen und nicht an dir rumnörgeln. Ich sag auch nicht: „Sei doch endlich mal still" oder „Du raubst mir den letzten Nerv" und wirklich niemals: „Du warst ja so eine schwere Geburt!"

Seit sie von ihrer Schwangerschaft weiß, ist sie total romantisch aufgelegt. Sie stellt sich die Liebe zu ihrem Kind so schillernd wie eine Seifenblase, so bunt wie einen Regenbogen, so dick wie einen Elefant und so süß wie einen Schaumkuss vor und ihr ist herrlich rosarot zumute.
Sie will ganz gewiss bei durchwachten Stunden und aufgeklebten Pflastern nicht jammern und klaglos Vokabeln abfragen und wenn kein Bus kommt ohne zu meckern in die ganze Welt hinaus fahren.

Beim Thema Pflaster besieht sie sich ihren Finger. Das Loch, das die Nähmaschine hinterlassen hat scheint ziemlich tief zu sein. Eigentlich ist es ein richtiger Riss. Vielleicht sollte sie erst mal für sich selbst ein Pflaster holen?
Sie wickelt ein Taschentuch um den Finger und schnippelt ungeschickt an der großen Pflasterrolle herum.
„Wenn du dich so ungeschickt anstellst wie ich eben, will ich stille sein und dich probieren lassen. Ich werde dir auch nicht ungefragt Ratschläge geben und nicht alles besser wissen. Auch die Geschichten von früher erzähl ich nur, wenn du danach fragst und zu langweiligen Verwandten

ohne Kinder werd ich dich nicht mitschleppen, das verspreche ich dir."

So, jetzt hält das Pflaster. Sabrina greift zur nächsten Hose. Der Reißverschluss ist ausgerissen, das wird ein Gefummel. Ihre Großmutter konnte weltmeisterlich Reißverschlüsse auswechseln, aber diese Fähigkeit scheint leider nicht vererbbar zu sein. Mühsam trennt sie die kleinen Stiche auf, denkt an Großmutter und nimmt sich vor, niemals zu sagen, dass ihr Kind Papa oder Mama oder Tante Lene ähnlich sieht.
Und die Sätze „Dazu bist du noch viel zu klein!" und „Ach, dafür bist du doch schon lang zu groß!" streicht sie am Besten heute schon aus ihrem Wortschatz.
Statt dessen will sie den selbstgekochten Pudding und die bunten Bilder loben und sie will geduldig sein, wennihr Kind mal stottert und stolpert und sich fürchtet.

Schon wieder ist ein roter Fleck auf der Hose. Sabrina wird langsam unruhig. Nun blutet es schon seit einer halben Stunde und wird immer heftiger. Die Hose muss sie hinüber in die Wäscherei bringen.
„Was haben Sie denn da? Ist das etwa Blut? Sie werden doch nicht etwa in die Klinik müssen?"
Die Kollegen finden den alten Witz immer wieder gut. Als sie jedoch Sabrinas skeptischen Blick sehen und die Wunde betrachten, nimmt sie der Wäschereichef wortlos am Arm und bringt sie nach oben in die chirurgische Ambulanz. Sabrina füllt das verzwickte Formular für die Berufsgenossenschaft aus und wartet geduldig, bis sie von der Schwester aufgerufen wird.

Sie lehnt den Kopf an die Wand und schließt die Augen. Ballett und Geigenstunden fallen ihr ein, Haarspangen und Lackschuhe. Vielleicht ist es doch kein Schneewittchen sondern ein Junge? Skateboard und Basketball, Hüttenbauen und Stockbrot grillen können natürlich auch Mädchen. Sie war früher schließlich auch mit ihren Brüdern im Wald beim Stöcke schnitzen, sprang in Regenpfützen und fing Kaulquappen, um sie danach wieder freizulassen.

„Sabrina? Kommen Sie rasch dazwischen, lassen Sie mich draufschauen solang der Patient beim Röntgen ist."
Der neue Oberarzt winkt sie herein. Jochen Heimann heißt er und wirkt immer sehr kühl. Jetzt aber schaut er voll Mitleid auf das durchweichte Pflaster und löst es sanft ab.
„Oh, sieht beeindruckend aus. Mit was näht ihr denn da unten?"
Vorsichtig zieht er die Wunde auseinander, säubert sie und beschließt: „Das tut mir wirklich Leid für Sie. Ich fürchte, wir müssen amputieren. Und weil sich ein Finger nicht lohnt, machen wir das gleich am Ellenbogen, einverstanden?"
Noch so ein Uralt-Klinik-Witz aber Sabrina lächelt und wundert sich. Er ist gar nicht so kühl wie er auf den ersten Blick wirkt. Rasch bekommt sie ein Klammerpflaster und nach dem Tetanusschutz fragt er auch gewissenhaft. Kurze Zeit später ist sie wieder in der Nähstube.

Reißverschlüsse klappen heut wohl nicht mehr, aber Laken säumen und Knöpfe und Aufhänge annähen geht auch mit dem dicken Pflasterverband am schmerzenden Finger.
„Tun die auf Station eigentlich nichts anderes, als ihre Aufhänger abzureißen?"

Während sie stichelt denkt sie an Schlüsselblumen und Libellen, an Marienkäfer und Blätterboote. Ach ja, und Knöpfe annähen müssen Jungs und Mädchen können, ganz klar.
Sie freut sich auf Bilderbücher und Legotürme, auf Schneemänner und Sternschnuppen. Es wird ein wundervolles Leben sein! Wie soll sie nur die restlichen sieben Monate überstehn wo sie jetzt schon so neugierig und übervoll vor Freude ist?
Und vor allem: wie wird sie das mit den Großeltern schaffen?
Da ist Karla, die ganz klar sagt, dass man sie um Himmels Willen nur nicht zur Großmutter machen soll.
Karlas „Neuer" ist Richard. Der hat eigentlich nur seine Doggenzucht im Kopf. Und Doggen und Babys passen für Sabrina nicht wirklich gut zusammen.
Wie ist das mit Heidrun? Sie wartet auf den Ruhestand und will dann erst mal eine Weltreise machen, weil sie die Scheidung von Rolf verkraften muss.
Und Rolf ist einfach verschwunden.
So viel also zum Thema Großeltern. „Auch recht, wer nicht da ist, kann auch nicht dreinreden."
Obwohl Sabrina die Verwandtschaft so sachlich beiseite schiebt, zwickt es in ihrem Herzen ein wenig. Sie weiß, dass das Leben mit einer Fernsehserie recht wenig Ähnlichkeit hat, aber irgendwie hätte sie sich ihre Familie unkomplizierter und rosaroter gewünscht. Eine kleine Bilderbuchfamilie eben, die einem ein warmes Gefühl von Rückhalt und Zugehörigkeit vermittelt.
Sabrina holt einen neuen Stapel Flickwäsche und überlegt sich ernsthaft, ob man nicht nur kleine drollige Babys

sondern auch Großeltern zum spielen und gernhaben adoptieren kann. Vielleicht ihre rundliche russische Nachbarin, die während der Schwangerschaft jede Maus unterm Bett verjagt hat, damit das Kindchen nicht mit einem Muttermal auf die Welt kommt?
An ihre eigene Großmutter hat sie nur noch wenige Erinnerungen. Oma Lydia hatte bis zu ihrem Herzinfarkt zumeist strickend und stickend in ihrem Lehnstuhl am Erkerfenster gesessen und alle männlichen Verwandten mit Socken und alle weiblichen mit Spruchbändern versorgt. Sabrina hat zur Konfirmation eines bekommen, auf dem anstatt einer Bibelstelle Goethes Spruch vom edlen und guten Menschen prangte.
Großvater Johannes war wahlweise an einer unerforschten Krankheit gestorben, Brötchen holen oder Gold schürfen gegangen - je nach Stimmung seiner mit vier Kindern zurückbleibenden Frau.
Die anderen Großeltern leben bei Tante Annemarie - die jetzt nur noch Anna heißt - auf einer Finca in Spanien und schicken pflichtschuldigst jedes Jahr zu Weihnachten eine üppig glitzernde Buon-Natale-Karte die praktischerweise die ganze Verwandtschaft auf ein mal grüßt.
Es scheint so, als müsse Sabrina ihren irgendwann wachsenden Bauch alleine hüten. Niemand wird ihr an einem nebligen Novembertag bei einer Tasse süßem Honigtee generationenalte Tipps vererben oder gar von Karls unheilbarer Trunksucht, Luises schmachtenden und natürlich irre gutaussehenden Liebhabern oder Friedrichs verschleuderten Aktien erzählen. Auf diese Weise bleiben ihr auch die Geduld von Lenchen, der Geiz von Rudi und das Lachen von Hilda erspart.

Sabrina ist ganz sie selbst und hat ihr eigenes Lachen, keine Aktien und nur einen Liebhaber. Auch ihr Rosinchen wird deshalb von dem ganzen Klischeedenken verschont bleiben.

„Sind alles nur Vorteile. Macht mir nichts aus, wenn ich keine richtige Familie habe."

Das ist nicht ganz die Wahrheit, aber es besänftigt. Wenn Sabrina wirklich ehrlich wäre, würde sie sich die Ratschläge für die wunden Brustwarzen, den roten Babypo und die Blähungen gern anhören. Anstatt zu jammern wird sie jedoch ihre Tipps von der Hebamme oder aus dem Internet holen.

„17 Uhr. Sie hören Radio Regenbogen mit dem aktuellen Verkehrsfunk und dem Reisewetterbericht zum Wochenende."

Sabrina schreckt hoch. Wie rasch der Nachmittag vergangen ist! Schnell räumt sie ihren Arbeitsplatz auf und eilt zum Bus. Heute hat sie es eilig.

Steffen möchte nämlich heute Abend unbedingt den Trick mit dem pendelnden Ring am Frauenhaar ausprobieren und bei dieser jahrhundertealten ist-es-ein-Bub-oder-ist-es-ein-Mädchen-Methode - an die Sabrina und Steffen als aufgeschlossene und moderne Menschen selbstverständlich überhaupt nicht glauben - werden sie ganz sicher viel zu kichern haben.

In der Patientenbücherei

„Guten Morgen, ich bin die Bücherfrau. Möchten Sie gern ein Buch ausleihen?"
Rosa ist verblüfft. Was es in dieser Klinik alles gibt! Zuerst will sie ablehnen, doch dann denkt sie dran, dass in ihrem Krimi nur noch wenige Kapitel übrig sind.
„Was haben sie denn alles dabei?"
Sie beugt sich neugierig vor und entdeckt auf dem Rollwagen einen Donna-Leon-Band, der noch in ihrer Sammlung fehlt.
„Das hätte ich gern, das kenne ich noch nicht."
Rasch kommt sie mit Julia ins Gespräch und sie stellen amüsiert fest, dass beide außer venezianischen Morden mit Leidenschaft die Bücher vom smarten schwedischen Kommissar Winter verschlingen.
Zehn Minuten später hat sich Rosa in „Aqua alta" festgelesen und Julia sortiert mit ihrer Kollegin in der Bücherei die Karteikarten ein.

„Was machst du an Silvester?"
Julia atmet tief durch.
„Nichts, wir sind einfach nur zu Hause."
Sie hat Übung mit dieser ehrlichen, aber sehr frustrierenden Antwort, denn sie gibt sie schon seit Jahren. Wie alle anderen Fragenden reagiert auch Sabine nicht darauf und erzählt gleich von ihren eigenen Plänen.
„Wir haben Karten für das Queens" strahlt die Kollegin.
„Die sind meistens schon eine Stunde nach Verkaufsbeginn weg. Das wird ganz bestimmt mein tollstes Silvester. Ich war noch nie in solch einem vornehmen Hotel!"

Sabine liebt Tanz und laute Musik und Remmidemmi und viele Menschen. Wenn sie dann noch einen knallbunten Cocktail in der Hand hat, ist sie zufrieden.
„Und ich hab mir einen sündhaft teuren Fummel gekauft. Vielleicht übernachtet Frank dann doch mal bei mir?"
Diese unerquickliche Liebesgeschichte mit sieben Anfängen und keinem glücklichen Ende kennt Julia zur Genüge. Deshalb sortiert sie mit murmelnd die Karteikarten. Ihre schauspielerische Leistung scheint gut zu sein, denn Sabine verabschiedet sich.
„OK, ich hab die Bücher schon desinfiziert. Machst du dann den Wagen für morgen fertig?"
Sabine klappert ungeduldig mit ihrem Schlüsselbund.
„Ja, geh nur, ich bleib heut länger und binde noch die Neuerscheinungen ein."
Julia ist froh um jeden Handgriff, der sie ablenkt. An manchen Tagen kann sie die lebenslustige Sabine kaum ertragen. Julia ist eigentlich auch ein fröhlicher Mensch, aber es gibt einen grundlegenden Unterschied zwischen ihr und der anderen Bücherdame: Sabine hat unzählige Freunde und scheint immer begehrt zu sein. Ihr Handy platzt beinahe vor Kurzmitteilungen und scheinbar will die ganze Stadt nur mit Sabine ins Kino oder zum Shoppen oder zum Joggen gehen.
Julia greift seufzend nach der Folie, der scharfen Schere und dem ersten Krimi.
„Ich hasse Silvester."
Und Montage und Samstage und alle Tage. Sie weiß nicht warum es so ist, aber bei ihr und Steffen klingelt das Telefon eigentlich nur aus beruflichen Gründen.
Außer mit den betagten Eltern führen sie keine Privat-

gespräche. Julia und Steffen kennen genug Leute und haben beruflichen Erfolg. Doch außerhalb der Arbeit scheint sich einfach kein Mensch für sie zu interessieren. Sie sind einsam, sehr sehr einsam.
„Wenn ich mal Bundeskanzlerin werde, schaffe ich als erstes Silvester ab."
Dann grinst sie über sich selbst.
„Wenn ich Bundeskanzlerin bin, hab ich wenigstens einen Leibwächter, der mit mir und Steffen Silvester feiert. Auch nicht schlecht."

Sie braucht sich nichts vorzumachen - auch dieses Jahr werden sie wieder zu zweit dieses dämliche Bleigießen machen und sich mit halbherzigen Zukunftsprognosen belügen. Das Fondue wird ihnen wieder im Hals stecken bleiben und die Nacht wird trotz der Würfelspiele und dem über den Tigerkopf stolpernden Diener endlos lang sein.
Um Mitternacht nehmen sie dann wie immer ein Sektglas in die Hand, in dem nur Wasser ist, weil beide keinen Sekt mögen und dann werden sie vor dem Haus stehen und den Nachbarn zuprosten.
Maiers haben dann wieder die gesamte Verwandtschaft da, Schneiders ihre Kegelfreunde und die italienische Großfamilie muss überhaupt nicht erwähnt werden. Alle werden gute Laune haben und einen Veitstanz wegen der Kracher aufführen und keiner wird Julia und Steffen herüberbitten.
Um ein Uhr werden sie dann im Bett liegen. Beide werden so tun, als ob sie schlafen und liegen doch wach, weil draußen noch lautstark die große Silvesterverbrüderung stattfindet. Beide werden die vielen verpassten Gelegen-

heiten vorüberziehen lassen und beide werden sich tief verletzt fragen: „Was ist falsch an uns?"
Beide werden Magenkrämpfe und brennende Augen haben und daran denken, dass sie sich vor fünf Jahren vorgenommen hatten: „Im nächsten Jahr finden auch wir Freunde und dann feiern wir nicht mehr allein."
Sie haben sich wirklich Mühe gegeben, doch es hat nicht geklappt. Die alten Freunde haben sich scheiden lassen, sind weggezogen oder haben sich irgendwie davongeschlichen und neue sind nicht in Sicht.
Karin meinte, sie müsse zu neuen Ufern aufbrechen. Uschi sagte ganz direkt: „Du bringst mir nichts mehr" und Helga gab wieder, was sie in einer Zeitschrift gelesen hatte: „Das Leben ist ein Fluss, weißt du. Man muss in Bewegung bleiben und ab und zu Altes hinter sich lassen."
Altes. Das war Julia. Das waren sieben gemeinsame Jahre mit den Kindern. Das waren Spaziergänge und Grillfeste. Hinter sich lassen. Helga kann das - Julia kann das nicht.
Wie oft hat Julia trotz der Enttäuschungen allen Mut zusammengenommen und jemand zum Kaffee eingeladen? Sie mag es gar nicht mehr zählen. Die Antwort war immer die gleiche gewesen.
„Ach heut ist mir das ganz ungeschickt."
Mancher schob wenigstens noch ein „später vielleicht" hinterher, die meisten aber ließen den Satz so stehen. Friseur und Gymnastik, Ballett und Musikschule, Yoga und irgendwelche Geburtstage stehen zwischen Julia und dem Rest der Welt.
Wütend stempelt sie den in Folie eingebundenen Krimi mit dem obligatorischen „Bitte nehmen Sie dieses Buch nicht mit nach Hause. Andere Patienten freuen sich, wenn sie

auch etwas zu lesen bekommen" und legt es zur Seite.
Wie viele Tränen hat sie schon vergossen? Wie viele Versuche gemacht? Am Ende gibt es immer gutgelaunte Grüppchen. Und es gibt Julia.
Wenn jemand auf Julia zugeht, dann will er etwas. Dann soll sie helfen, arbeiten, kaufen, tragen, bringen, ausleihen.
Wenn Julia krank ist, gibt es niemanden außer Steffen. Sie hat keine Notliste, auf der Freunde stehen. Sie hat keine Topfpflanzen, weil sie niemanden kennt, der während der Urlaubszeit zum Gießen kommen würde. Sie weiß niemanden, den sie um einen Gefallen bitten kann. Wenn Steffen nicht da ist, scheint Julia nicht mehr zu existieren. Was ist das für ein Leben?
Jeder spricht freundlich über Julia und Steffen. Man nennt sie hilfsbereit und offen, man lobt ihre guten Ideen und ihr Engagement im Ehrenamt. Man grüßt beim Bäcker und nickt ins Auto herein. Mehr nicht.
Julia und Steffen sind selbstbewusst und kontaktfreudig, sie haben viele Interessen und können angeregt plaudern. Und doch: in den vergangenen sieben Jahren hat außer der Stromableserin niemand ihre Wohnung betreten.
 Irgendwann wird über sie in der Zeitung stehen: „Ehepaar nach Monaten tot aufgefunden."
Niemand wird sie vermissen, keiner wird nach ihnen fragen. Sie wissen das und es ist nicht etwa Selbstmitleid, es ist einfach eine Tatsache.
Die Kinder wohnen weit weg und haben gut gemeinte Ratschläge parat: „Geht doch in einen Verein - denn unter Gleichgesinnten findet man immer rasch nette Menschen."
Ein Verein? Grundsätzlich ist das ein guter Vorschlag, aber Julia und Steffen hören lieber zu als dass sie selbst singen.

Sie können kein Tischtennis und für Fußball sind sie zu alt. Skigymnastik und Bauch-Beine-Po haben sie schon ausprobiert und zum Schützenverein wollen sie aus Prinzip nicht. Sie spielen kein Instrument und wollen auch nicht angeln gehen. Sie wandern ungern mit Kniebundhosen und haben keine Obstbäume, wegen denen sie einen Baumschnittkurs brauchen.
Sie haben bei der Volkshochschule schon gekocht und getanzt, massiert und getöpfert, weil sie gehofft haben, dass gleiche Interessen auch der Anfang für einen vorsichtigen Kontakt sein können. Sie haben Italienisch-für-die Reise und Werden-sie-zum-Weinkenner gebucht und kennen sich mit Feng Shui und alternativen Grippemitteln aus. Kaum sind die 90 Minuten Kurszeit vorbei, rennen alle Teilnehmer zum nächsten, scheinbar noch viel wichtigeren Termin und Julia und Steffen gehen still und enttäuscht nach Hause.

Hier in der Klinikbücherei sind sechs Frauen, die durch die Stationen gehen und den Patienten Bücher und kleine Handreichungen anbieten. Viele schöne Gespräche ergeben sich und Julia geht immer bereichert nach Hause.
Insgeheim hatte sie die Hoffnung, dass hier vielleicht ein netter Kontakt entstehen könnte - aber über Standardgespräche kommt man nicht hinaus.
Auch Sabine, die mit der halben Stadt einen „Latte" trinken geht, hat scheinbar keine Lust, ausgerechnet mit Julia an einem Tisch zu sitzen und zu plaudern.
Das nächste Buch ist fertig. Ein Abenteuerroman. Ja, lesen tun beide gern. Sie lesen unterschiedliches und gemeinsames und manchmal lesen sie sich gegenseitig vor. In Büchern finden sie Freunde, die so denken und fühlen wie

sie selbst. In Büchern wird geliebt und gelitten, gehasst und gehadert. Bücher geben Anregung und Trost. Doch Bücher ersetzen nicht das echte Leben.
Im Oktober haben sie auch im Internet gesurft und nach einer Fern-ab-von-daheim-Möglichkeit für Silvester gesucht. Riesenparty am Brandenburger Tor und Walzertanz am Wiener Stephansdom locken ebenso wie Sydneys Hafen und Rios Zuckerhut. Wer „in" sein will, trägt dort schneeweiße Kleidung und in Italien verspricht rote Silvesterunterwäsche fürs ganze Jahr ein erfülltes Liebesleben.
In Schottland muss man dafür - unabhängig von der Unterwäsche - nach der letzten Rakete mit einem Gastgeschenk in der Hand die Türschwelle eines Nachbarn überschreiten - am Besten als Erster. Das ist dann die Verheißung für ein langes, gesundes Leben. Oder für Kopfschmerzen - falls man Whiskey dabei hat.
In Julias Dorf gibt es solche Bräuche nicht. Julia war noch nie bei ihrem Nachbarn im Haus und Steffen kann sich niemanden in der Straße bei einem Glas Whisky vorstellen. Ihr Silvesterbrauch ist ein neues Video, denn das normale Fernsehprogramm mit seinem Rummel ums „was-sind-wir-doch-alle-beliebt" und „meine-Zähne-sind-weißer-als-deine" geht ihnen nur auf die Nerven.
Videos und Würfel täuschen einfach nicht darüber hinweg, dass Freunde zum Plaudern und Anstoßen, zum Lachen und Böller krachen einfach das Glück auf Erden wären.

Julia sortiert die neu eingebundenen Bücher ins Regal, packt das Stempelkissen in den Schreibtisch und schließt alles ordentlich ab.
„Kopf hoch, Julchen!"

So sagte früher ihre Omma und Julia schluckt den dicken Kloß im Hals mühsam runter und lächelt im Klinkflur nach rechts und links.
„Eigentlich bin ich unehrlich" denkt sie und drückt auf den Liftknopf. „Warum lächle ich, wenns mir doch zum Heulen zumute ist?"

Aus dem Lift rollt ihre größte Leseratte. Katja, achtzehn Jahre alt. Nach einem Motorradunfall mussten ihr beide Beine amputiert werden und die Familie besucht das Mädchen mit dem wonnigen Humor höchstens ein Mal pro Woche.
„Hi Julia! Nen guten Rutsch wünsch ich dir!"
Julia atmet wieder tief durch.
„Dank dir - darfst du über die Feiertage heim?"
Nun atmet Katja durch.
„Nee."
„Wie? Nee?"
„Na ja, der Arzt hätt mich schon gelassen - aber meine Eltern gehen Skifahren... Und da würd ich mit-ohne-Beine doch stören...."
Julia steht fassungslos da. Die Lifttüren schließen sich, ohne dass sie eingestiegen wäre.
„Nun isser weg."
Katja legt den Kopf schief.
„Du brauchst kein Mitleid mit mir zu haben."
Katja ist schlau, sie durchschaut jeden.
„Ich hab ja deine Bücher. Und eine DVD. Und heimlich mach ich mit dem Zivi Bleigießen im Schwesternzimmer. Der hat daheim auch niemanden. Aber bite nichts verraten, ja? Offenes Feuer ist in Kliniken nämlich verboten."

Jetzt legt Julia den Kopf schief.

„Wir machen daheim auch Blei gießen. Ich find es zu zweit allerdings ziemlich langweilig."

Katja hört sich diese Eröffnung wortlos an. Dann breitet sich ein Grinsen auf ihrem Gesicht aus, das allmählich zum Leuchten wird.

„Das war wohl ne Einladung, oder wie?"

Julia nickt atemlos.

„OK, aber ich hab eine Bedingung: nicht ohne meinen Zivi!"

Als Antwort nimmt Julia ihr Telefon aus der Tasche und reicht es Katja.

„Wenn ich mich nicht irre, hat er die 919-12."

Der Lotsendienst

„Wie ich höre hat alles gut geklappt und Sie können noch sprechen?"
Rosa ist irritiert. Sie hat keinen blassen Schimmer, wer die freundliche Dame sein könnte und ihr Gesichtsausdruck zeigt deutlich ihre Verwirrung.
„Sie erinnern sich wohl nicht mehr an mich? Ich bin Marianne vom Lotsendienst und habe ihnen letzte Woche mit den Anmeldeformularen geholfen."
Oh ja, jetzt geht das Türchen auf.
„Stimmt! Da hatten Sie aber eine andere Frisur, oder?"
Rosa sucht nach einer Erklärung für ihr nicht-mehr-wissen.
„Ich hatte sogar eine andere Haarfarbe! Drum haben Sie mich nicht mehr erkannt. Aber das ist unwichtig - wichtig ist doch, dass ihre Operation gut verlaufen ist."
Die Lotsin ist so mitfühlend, dass Rosa gern erzählt. Klammern hat sie im Hals statt Fäden und findet es ekelig. Aber sie kann sprechen. Nur das schlucken mag noch nicht so recht klappen. Und sie hat etwas Lustiges zu berichten.
„Wissen Sie, wie die Ärzte testen, ob die Stimmbänder nicht beschädigt wurden? Man muss Amerika sagen. Witzig, was? Gleich nach der Narkose. Scheinbar hab ich das auch gekonnt - aber ich kann mich überhaupt nicht dran erinnern."
Auch die Lotsin hat das nicht gewusst und findet es erheiternd und so überlegen die beiden Frauen gemeinsam nach anderen A-Wörtern. Ameisenbär. Aschaffenburg. Apokalypse. Agraringenieur. Bei Acapulco meldet sich Mariannes Piepser und die Plauderei muss beendet werden.
„Arrividerci fängt auch mit A an!"

Marianne soll einen Vater mit seinem brüllenden Kind in die Hals-Nasen-Ohrenabteilung begleiten. Durch das Geschrei hindurch versteht sie mühsam, dass die Kleine sich eine Perle in die Nase gesteckt hat, dann geben sie klugerweise jeden Versuch einer Unterhaltung auf.
Danach bringt sie einen Rollstuhlfahrer zum Röntgen, der noch nicht gelernt hat, mit den Kurven klarzukommen. Marianne mag ihren Dienst. Schon als Kind hatte sie Freude daran, anderen zu helfen. Hunde ausführen, Briefe wegtragen, Brötchen besorgen. Marianne war der Liebling des Mehrfamilienhauses gewesen.

Nun hat sie schon Enkel und kann als Lotsin helfen. Immer montags. Die Woche beginnt damit nicht ganz so gemächlich wie früher, dafür aber umso sinnvoller.
Marianne war selbst schon oft genug in der Klinik, sie weiß um das sich endlos drehende Gedankenkarussell. Wer ins Krankenhaus muss, bringt nämlich außer Nachtwäsche und Lieblingsbuch im Köfferchen seine Zweifel und Ängste, Fragen und Hoffnungen mit.
Reicht die Geduld für die kommenden Tage? Wie stark werden die Schmerzen sein? Wie wird der Befund ausfallen? Wird man mir alles langsam und verständlich erklären? Bin ich gut versorgt? Wie werde ich mit dem, was da auf mich zukommt fertig? Und was ist, wenn ich ohne Hoffnung wieder entlassen werde? Und überhaupt: werde ich aus der Narkose wieder aufwachen?
Auch die Hartgesottenen haben solche Gedanken oder haben bereits Erfahrungen gemacht, die sie nachhaltig beeinflussen. Zudem kennt jeder jemanden, der zumeist ungefragt mit schrecklichen Horrorgeschichten aufwartet.

Mariannes Platz ist an der Pforte. Auf einem Bistrotischchen verkündet ein fröhliches Schild, dass hier der Lotsendienst seine Hilfe anbietet.
Durch die Glastüren sieht Marianne die Patienten den langen Weg auf sich zukommen. Für sie sind es die letzten Meter „in Freiheit", für Marianne ist es ein schnelles einfühlen.
Gehen die Patienten langsam, zögernd, gequält? Bleiben sie stehen, atmen tief durch, verzögern den Eintritt? Kommen sie forsch auf die Tür zu, wollen „es hinter sich bringen"?
Rasch muss ein Lotse entscheiden, ob er einen Rollstuhl hinausbringt oder das Gepäck abnimmt. Das geschieht übrigens selten, denn die Tasche ist das greifbare Verbindungsstück zur Familie, zur Normalität.
In dieser Tasche sind wichtige, liebgewordene Gegenstände. Vielleicht auch Fotos vom Partner, von den Kindern und Enkeln. Diese Tasche wollen die Meisten selbst tragen.
„Noch kann ichs..." sagen sie dann und die Stimme zittert aus Furcht vor dem Kommenden.
Dass jemand alleine kommt, ist sehr selten. Den Weg vom vertrauten Daheim in den fremden Klinikalltag geht man ungern allein und auch die Angehörigen wollen zeigen: ich bin für dich da.

„Guten Morgen! Sie kommen zur stationären Aufnahme, nicht wahr. Darf ich Ihnen helfen? Wenn Sie möchten, bin ich für Sie da."
Wenn Marianne ihr Sprüchlein sagt, geht jedes Mal die Sonne auf. Sie kann zuschauen, wie sich die hochgezogenen Schultern senken, wie sich die verkrampften Hände lockern.

Meistens kommt jetzt schon ein Stoßseufzer: „Ach ist das schön! So eine nette Überraschung! Das tut mir jetzt richtig gut."
Der erste, schlimme Schritt ist getan. Man ist nicht mehr allein. Welche Tür, welche Karte, welcher Aufzug? Welche Station, welche Schwester? Gleich sind es ein paar Sorgen weniger. Natürlich können die Lotsen nur die kleinen Probleme lösen, aber genau diese Entspannung ist es, die den Eintritt ins Klinikleben erleichtert.
„Wie schön, dass mir fremde Menschen erlauben, dass ich Ihnen nahe komme und Anteil nehme an ihren Gefühlen."
Mariannes Klinikkleidung vermittelt ohne Worte, dass nichts ausgeplaudert wird, dass man Vertrauen haben und auf Verständnis hoffen darf.
„In unserer schnelllebigen Zeit voll unverständlicher Technik und revolutionären Erfindungen bekommt man immer mehr das Gefühl, dass „jung, dynamisch, erfolgreich" nicht ausreicht. Gesund, fit und zielstrebig sein ist in. Wer zaudert oder wer Schwächen zeigt ist out."
So hat es Marianne in ihr Tagebuch geschrieben und sie fürchtet, dass sie selbst auch out ist, aber es ist ihr egal.

Sie war auch mal jung und dynamisch und nun ist sie eben älter und hat Erfahrungen gesammelt, die sie nicht missen möchte. Vielleicht spüren das die Patienten. Sie nehmen gern Mariannes Hand und lehnen sich ein bisschen an.
Sie freuen sich an Mariannes Lachen und an ihrem heiteren Wesen und lassen sich von ihrer Ruhe und Gelassenheit anstecken. Sie kümmert sich um Koffer und Telefonkarten - aber auch um Platzwunden und Blinddarmreizungen. Sie geht mit auf die Intensivstation und räumt Socken in den

Schrank. Manchmal kauft sie Zeitschriften für bettlägerige Patienten, manchmal schiebt sie einen Rollstuhl durch den Park.
Einer Freundin, die keinerlei Verständnis für dieses Ehrenamt zeigte, versuchte sie e zu erklärten.
„Wir stehen nicht an der Kliniktür, weil es uns gut tut, dass man uns in unser-em Ehrenamt sieht. Wir stehen an der Kliniktür, weil es uns gut tut, den Mitmenschen zu sehen und ihm ein Stückchen von uns zu schenken."
Den nächsten Gedanken aber verschwieg sie.
„Dann bin ich nämlich glücklich und denke wenigstens zwei Stunden lang nicht an meine Wechseljahre und das die Pfunde mehr und die Haare weniger werden. Vor allem aber kann ich die Scheidung und die Demütigung vergessen und dass ich manchmal meine, der einsamste Mensch auf Gottes Erdboden zu sein."

Der Physiotherapeut

„Na, was machen Sie denn am Feiertag?"
Der betagte Literaturprofessor will nie über sein schmerzendes Bein sprechen. Statt dessen versucht er während der Mobilisierungsübungen ein Gespräch anzuknüpfen, das weit weg vom Krankenhausalltag liegt. Richard ist das nur Recht.
Andererseits darf die Gymnastik nicht zu sehr nach Plaudern und Spiel aussehen, denn es ist wichtig, die aktive Mitarbeit der Patienten zu gewinnen, ihre Eigenverantwortung anzuregen und zu erhalten, damit sie die Übungen daheim weitermachen.
„Ich setz mich in mein Wohnmobil und fahre nach Konstanz."
Vorsichtig hebt er das Bein seines Patienten an und stützt es ein wenig.
„Ach, Konstanz!"
Begeistert wuschelt sich der alte Herr durchs eh schon wirre schlohweiße Haar.
„Gut dass Sie nicht zur Zeit des lärmigen Seenachtsfestes dort sind. Dann dröhnt die Musik aus allen Ecken und es gibt kein ruhiges Plätzchen mehr. Jetzt können Sie die stolze Stadt viel besser genießen. Werden Sie auch die berühm-teste Dame der Stadt besuchen?"
Jetzt schmunzeln beide.
„Sie meinen sicher die *Imperia*, oder?"
Der alte Herr nickt.
„Ja, die Kurtisane die allen tiefe Einblicke gewährt. Sie wissen doch, dass die Statue voller Anspielungen steckt?"
Leider muss Richard verneinen.

Während er kreisend den Fußballen massiert, bekommt er eine kleine Schulstunde.
„Die Imperia erinnert satirisch an das Konstanzer Konzil. Auf ihren ausgestreckten Händen sitzen zwei zwergenhafte nackte Männlein. In der rechten der Kaiser mit der Reichskrone und Reichsapfel, in der linken der Papst mit der Tiara."
Richard staunt.
„Aber warum sind die beiden nackt?"
„Der Künstler wollte sie als Gaukler darstellen, die die Zeichen der Macht zu Unrecht tragen. Übrigens trägt die Dame eine Narrenkappe mit Schellen auf dem Kopf. Sie ist nicht nur eine intrigante Kurtisane, sondern auch der Hofnarr, der die Mächtigen durchschaut und zu kleinen nackten Witzfiguren macht."
Richard ist begeistert.
„Das hab ich alles nicht gewusst. Nun werde ich sie mir besonders genau ansehen. Schade, dass Sie nicht mit mir fahren können - ich könnte viel von Ihnen lernen."
Jetzt freut sich der nette Pfälzer über das Kompliment.
„Ja, ich bin immer gern gereist. Wissen Sie, Kurt Tucholsky hat einmal gesagt: „Die größte Sehenswürdigkeit, die es gibt, ist die Welt - sieh sie dir an" und ich meine, er hat damit Recht."
Richards Gründe für seine vielen Reisen sind anderer Natur. Für ihn ist es einfach nur Flucht. Er könnte eine Schicksals-landkarte zeichnen und dort seine Stationen eintragen.
Während er behutsam eine schweigsame Osteoporosepatientin durch die Flure führt, fällt ihm seine erste Flucht ein, die ihn nach Ulm geführt hatte.

Es war sein Scheidungstag gewesen, ein Freitag. Er war frei. Und unglaublich einsam und tief verletzt. Er wollte nur noch vom Gericht und vom Elend weg. So fuhr er wie betäubt los und hielt erst an, als er in Ulm war.

Fassungslos hatte er damals neben dem mächtigen Münster mit Europas höchstem Turm das Stadthaus betrachtet. Unter dem Motto „Mittelalter trifft Moderne" waren im Zentrum der Stadt einige Gebäude entstanden, die fast nur den Architekten gefällt. Die meisten Bürger und Besucher sind anderer Meinung und wenden sich rasch dem historischen Fischer- und Gerberviertel zu, in dem nicht Glas und Beton die Herrschaft übernommen haben.

In kleinen Gässchen bewunderte er faszinierend schräge Fachwerkhäuser und genoss die kleinen Brücken und Stege, von denen es immer wieder neue Blicke in Ulms alte Idylle gab.

Hier konnte er tatsächlich die kummervolle Stunde im Gerichtsgebäude vergessen und er zählte die vielen Ulmer Spatzen, die die Händler in den Straßen aufgehängt hatten und gewann seine Ruhe wieder.

Er kaufte für einen viel zu hohen Preis eine viel zu kleine Tüte Wibele. Süße, kleine, harte Kekse, die 1763 der Bäckermeister Wibel erfunden hatte und die seither neben dem Spatz und dem fliegenden Schneider das wichtigste Ulmer Souvenir sind.

Das Ende des denkwürdigen Tages war eine Bootsfahrt gewesen. Die erste Fahrt ohne Ehefrau. Eine ziemlich traurige Fahrt. Inmitten von Turteltauben und Paaren, die sich nicht mehr viel zu sagen hatten, lauschte Richard dem gutgelaunten Donaukapitän der im Lampionschein sein Schifferklavier spielte.

Bei seinem Gesang hatte sogar das in den Nachthimmel aufragende Hotel „Maritim" etwas Romantisches.
Einen Monat später hatte Richard jedoch weniger romantische Gedanken. Ein Kassensturz ergab, dass er sich die bisherige Wohnung nicht mehr leisten konnte. Die Zahlungen an die „Ex" zwangen ihn zu einer kleineren Wohnung. Und weil es schnell gehen musste, zog er verbittert in ein Zimmer mit Kochnische und Dusche. Der Ausblick? Ein Hinterhof mit Flaschencontainer. Die Konsequenz? Die spontane Wochenendeflucht nach Dinkelsbühl.

Schlimm war das gewesen. Ausgerechnet an diesem Freitag hatte der Weihnachtsmarkt begonnen. Wieder nur Verliebte. Und Grüppchen und Gruppen. Jeder kannte jeden, nur Richard war allein.
Mit kalten Händen an der heißen Glühweintasse stand er mitten im schönsten Weihnachtsmarkt, den er je gesehen hatte. Hier gab es keine Buden, hier kuschelten sich schöne Holzhäuschen in die Nischen der Stadtmauer und nirgendwo gab es Schund. Überall wurde liebevoll Gefertigtes angeboten, das die Freude des Handwerkers zeigte und nicht aus Übersee angeschippert worden war.
Richard wohnte in einem kleinen Zimmer mitten in der Altstadt und hatte des Nachts viel Zeit, fröhlichen Heimkehrern und dem Klang des Kopfsteinpflasters zu lauschen.
Am anderen Morgen verflog seine Melancholie. Das Museum „Dritte Dimension" am Nördlinger Tor brachte ihn auf andere Gedanken. Holographien und optische Illusionen, Licht und Laser und dreidimensionale Projektionen rechtfertigten zwar den hohen Eintrittspreis nicht ganz, aber er vergaß seine schreckliche Unterkunft daheim.

Und er fasste einen Entschluss: wenn er nicht kaputtgehen wollte, musste er aktiv gegen seine Einsamkeit angehen.
Er nahm Kontakt zu alten Schulkameraden und ehemaligen Kollegen auf, er machte Besuche und fraß Kilometer. Die Distanz zur Scheidung und zur neuen Bleibe tat ihm gut. Unterwegs traf er Menschen, mit denen er leicht ins Gespräch kam und er hatte manche vergnügliche Stunde.
Gerade in Freudenberg, einem schnuckeligen Luftkur- ort zwischen Rothaargebirge und Westerwald genoss er sein unstetes Leben.
Das kleine Dorf ist ein Bilderbuchfachwerktraum. Dicht an dicht wachsen die kleinen Häuser wie Pilze aus dem Kopfsteinpflaster. Alle Giebel schauten in die gleiche Himmelsrichtung und irgendwie wirkt das kleines Städtchen, als habe man einfach ein paar Häuser auf ein gigantisches Kopiergerät gelegt und damit eine Eisenbahnlandschaft gestaltet.
In der Uhrensammlung im Stadtmuseum kam er mit einem Österreicher ins Gespräch und es stellte sich heraus, dass sie den gleichen Beruf ausübten. So saßen sie bei einem milden Pfälzer Wein im Gasthaus „Alten Flecken" und vergaßen beim Fachsimpeln die Zeit.
Als er an diesem Sonntagabend heimkam, übergab ihm sein Wohnungsnachbar einen wichtiges und gewichtiges Einschreiben. Richard hatte eine Erbschaft gemacht!
Schon vier Wochen später war er wieder unterwegs. Dieses Mal auf eigenen Rädern.
„Klein und mein" sang er vergnügt vor sich hin und übertönte damit das Klappern des alten Wohnmobils, das er über nagelneue schlaglochfreie Autobahnen in den Kyffhäuser Wald lenkte.

Nach einer Sage schläft im Inneren des Kyffhäuserberges nämlich der Kaiser Friedrich Barbarossa mit seinen Getreuen, um eines Tages zu erwachen, das Reich zu retten und es wieder zu neuer Herrlichkeit zu führen.
Innerhalb des Berges liegt eine Höhle, in der fantasiebegabte den Kaiser schlafend auf einer Bank sehen können und sein roter Bart soll durch den steinernen Tisch gewachsen sein.
Nach der Besichtigung des gigantischen Kyffhäuserdenkmals durchwanderte er den Märchenwald, hielt stillvergnügt Ausschau nach Rübezahl oder kleinen Wichteln und errettete zwei Motorradfahrer aus einem Wolkenbruch.
Das erste Mal war er Womo-Gastgeber und es gefiel ihm gut. Ein völlig neuer Lebensabschnitt hatte begonnen. Seine deprimierende Situation verlor an Schrecken und er bekam wieder neuen Mut.

Das Reisen brachte frische Luft in seinen Kopf und er konnte die lästigen alten Geschichten plötzlich mit anderen Augen betrachten.
Er veraß, dass ihm sein Vorgesetzter wortlos eine Broschüre in die Hand gedrückt hatte, in der er mit Edding ein dickes rotes Ausrufezeichen angebracht hatte.
„Körperliche und psychische Belastbarkeit, manuelles Geschick, beste Beobachtungsgabe, Geduld, Zuverlässigkeit, Teamfähigkeit und nicht zuletzt aufmerksame Zuwendung zum Patienten sind nur einige der Eigenschaften, die der Physiotherapeut für den Beruf mitbringen muss."
Das sollte im Klartext wohl heißen, dass Richard das alles nicht hat? Dafür hatte er etwas anderes: den Abschieds-

schmerz um seine Mutter. Nach der Beerdigung war er auf die tief verschneite Zugspitze gefahren und hatte stundenlang an einer windgeschützten Hüttenwand gesäßen und nachgedacht.
Rein und klar war der Himmel, man war weit weg von allen Sorgen und am Abend war Richard von einer heiteren Leichtigkeit erfüllt und konnte seiner Mutter ohne an sich zu denken das friedliche Einschlafen gönnen.
Seine Mutter hatte nun keine Schmerzen mehr und er hatte viele gute Erinnerungen an ihr gemeinsames Leben.

An Ostern besuchte er Bremen. Die historische Böttcherstraße, die Gluckhenne mit ihren Küken, die berühmten Stadtmusikanten und natürlich der Roland auf dem Marktplatz, zwischen dessen Füßen ein Krüppel ruhte war das Trostpflaster für die Kürzung des Urlaubsgeldes.
Den Verlust seiner Haare durch einen extrem starken Eisenmangel verdrängte er an Pfingsten in Neustadt an der Weinstraße. Er lachte über die witzigen Figuren am „Elwedritschebrunnen" und machte sich auf die Suchen nach den 41 Stolpersteinen, die im Pflaster eingelassen waren und an Opfer des Nationalsozialismus erinnerten.
Das Reisen war zu seiner persönlichen Medizin geworden.
„Motivation und Schulung helfen dem Patienten, sein Verhalten gesundheitsgerecht abzustimmen. Der Gebrauch von Hilfsmitteln und die Anleitung der betreuenden Person ist ebenfalls wichtig."
So hatte Richard es in der Ausbildung gelernt. Seine Motivation ist das Wochenende, sein Hilfsmittel das Womo. Eine Person, die ihn betreute hatte er nicht. So sieht das aus.

Andererseits wird er bald auch niemandem mehr haben, den er betreuen kann, weil die Geschäftsleitung ihren Gesundschrumpfungsprozess ausgerechnet mit Richard begonnen hat. Das ist der wirkliche Grund für die Fahrt nach Konstanz. Die Imperia und der Bodensee sind ausnahmsweise Nebensache. Die Hauptsache ist am Montag Morgen das Vorstellungsgespräch im dortigen Krankenhaus.

Und danach wird er Sandra vom Büro abholen. Sandra mit den schwarzen Stoppelhaaren und dem fröhlichen Lachen. Sandra mit der unverwüstlich positiven Lebenseinstellung. Sandra, die Mut und Kraft für Zwei hat.

Im Labor

Marlies betrachtet aufmerksam die beiden Reagenzgläschen, die sie wegen einer Kreuzprobe vor sich hat.
„Wenn eine Agglutination auftritt – also eine Verklumpung – darf die Bluttransfusion nicht durchgeführt werden. Das ist lebensgefährlich."
Der wartende Zivi ist erst seit einer Woche und da und freut sich über alle Erklärungen. Jetzt bekommt er grünes Licht und rennt mit dem Plasma in den OP.
Kaum ist er weg, wandern ihre Gedanken wieder in die Vergangenheit. Ludwigsburg - das bedeutet für sie nicht „blühendes Barock" oder Schloss Monrepos. Ludwigsburg - das war Abschied von daheim, von der Kindheit und von sorgenloser Unbeschwertheit gewesen. Ludwigsburg, das war Angst vor dem Neuen, Einsamkeit in der kleinen Wohnung in der Seestraße. Dazu gehörte auch der nicht endende Lärm in der Fußgängerzone.
Morgens um Sieben begannen irgendwelche orangebehosten Männer mit dem Hochdruckreiniger das Pflaster zu bearbeiten. Um Zehn stöckelten kichernde Schönheiten zu ihrem Prosecco ins italienische Lokal unter ihr.
Nachmittags quengelten müde Kinder um ein Eis und abends und nachts waren da Hunderte, Tausende, Millionen gutgelaunter Menschen, die sich mit irgendjemandem trafen, um total gut drauf zu sein.
Dazwischen wimmelte es von Familien, die „eine-Rote-mit-Senf-jetzt-billiger-nur-ein-Euro" bestellten oder ein Eisleckten oder für den ach so schönen Familienurlaub ein Foto-album besorgen mussten. Marlies hasste sie alle. Jeden einzelnen von ihnen.

„Du wirst dich rasch eingewöhnen!" hatte ihre Mutter gemeint und ihr Vater hatte ihr auf die Schulter geklopft und etwas vom „lockeren Studentenleben" gemurmelt.
Ihr Bruder Sebastian glühte vor Neid und zählte die Jahre bis zu seinem eigenen Abitur. Tante Bettina spendierte einen wuscheligen Schweden-Teppich, damit Marlies nicht nur wohnen, sondern leben solle. Dieser allseits bekannte Slogan sorgte bei ihr allerdings für einen schalen Geschmack auf der Zunge.
Wohnen? Nein, viel eher hatte sie das Gefühl, ihre Zeit abzusitzen, bis es endlich Freitag war und sie wieder heimfahren konnte.
Leben? Davon war sie weit entfernt. Alles lähmte sie, jede Stunde klebte zäh an ihr, jede Vorlesung wurde zur Qual. Wie ein Alptraum war das erste Semester vergangen.
Monate, in denen sie mit niemandem ein persönliches Wort gewechselt hatte. In denen sie niemand angelächelt hatte. Monate, in denen sie neiderfüllt zuschaute, wie alle anderen Kontakte knüpften, wie sich Fahrgemeinschaften fanden und Kinoprogramme besprochen wurden.
Und sie? Sie hatte das Gefühl, ein Landei zu sein. Eins von der ganz besonders langweiligen Sorte. Kein strahlend weißes, kein knackig braunes. Nein, eher so ein müdes Grau. Sie fühlte sich einfach entsetzlich.
Nach der letzten Klausur im letzten Semester hatte sie dann einen grausamen Traum gehabt: Sie war mit dem Studium fertig und durfte endlich in einem Labor arbeiten. Glücklicherweise war in ihrer Heimatstadt eine Stelle frei und als sie aus der S-Bahn stieg standen da Tausende in einem immer schneller und lauter werdenden Chor.
„Die graue Maus ist wieder da!"

Marlies war zitternd aufgewacht und seither frisst sich dieser Gedanke immer tiefer in ihre verzagte Seele.
„Nimmt mich wirklich keiner wahr? Bin ich wirklich so unscheinbar?"
Trotz des Traumes und ihrer Angst war sie zurückgekehrt und weil keine Wohnung frei war, zog sie wieder in ihr altes Zimmerchen ein.
„Unsere Marlies ist wieder da."
Marlies, das familiäre und dörfliche Allgemeingut. Marlies, die auf Kinder und Hunde aufpasst und mit den Eltern in Urlaub fährt. Marlies, auf die man sich verlassen kann, die keine Zigaretten kennt und keine Disco von innen und die Weihnachtsgeschenke selbst bastelt.
Das Verrückteste, das „unsere Marlies" im letzten Jahr getan hat, ist absolut lächerlich: sie hat sich eine zweite Kugel Eis gekauft. Obwohl diese 90 Cent kostete. Und sie war sich dabei ein klein wenig verrucht vorgekommen.

Hier im Labor gibt es nichts Verruchtes, nichts Verrücktes. Hier ist immer alles gleich. Sie bekommt Blut und Urin von den Stationen und sucht nach Bakterien und Viren, nach Tumormarkern und Borrelioseerregern.
Seit in Brasilien ein Fotomodell nach einer außergewöhnlich seltenen Harnwegsinfektion Hände und Füße amputiert bekam und starb, haben plötzlich viele Patienten Angst vor den Laborergebnissen.
Wenn Marlies beim Hausarzt im Wartezimmer sitzt, liest sie auch solche Zeitschriften mit zumeist recht unglaubwürdigen Geschichten. Sie schaut staunend auf die Fotos von großen Stars und unbedeutenden Sternchen und hat dabei stets das Gefühl, diese würden allesamt auf einem

ihr völlig unbekannten Planeten in einer weit entfernten Galaxie leben.
Dummerweise sitzt sie ziemlich häufig in diesem Wartezimmer, in dem sie sich inzwischen richtig geborgen fühlt. Das abgeschabte Linoleum, die staubigen Stores und die Chromstühle aus den Siebzigern. All das ist so verlässlich wie Marlies selbst. Doktor Braun kennt seit ihrer Kindheit alle Wehwehchen und sie hat Vertrauen zu ihm wie zu keinem anderen.
Marlies fühlt, wie sie vor Scham einen hochroten Kopf bekommt. Die Gedanken an den letzten, ach so peinlichen Praxisbesuch lassen sich nicht verdrängen. Doktor Braun hat seine Praxis nämlich an einen Nachfolger übergeben. An einen jungen Nachfolger. An einen sehr jungen Nachfolger. An einen sehr gut aussehenden jungen Nachfolger.
Dieser hat zwar auch braune Augen, aber die blicken nicht so geduldig und verständnisvoll auf Marlies. Diese neue braunen Augen haben zudem noch Röntgenstrahlen eingebaut und sehen alles und erkennen alles und der Neue sprach mit sachlicher Stimme.
„Frau Franke - ihre Blutwerte sind absolut in Ordnung. Sie als MTA können das genauso gut beurteilen wie ich. Die Schilddrüsenwerte sind normal. Auch das EKG zeigt keinerlei Unregelmäßigkeit. Ich wüsste nicht, was wir bei Ihnen noch untersuchen könnten."
Dann hatte er geschwiegen und sie unverwandt betrachtet und Marlies hatte sich dabei viel unwohler gefühlt als bei seinem Vorgänger.
„Frau Franke - gibt es denn etwas in Ihrem Leben, das Sie unglücklich macht? Das ihnen Sorgen bereitet? Sorgen, die Sie krank machen? Sie müssen nicht mit mir darüber

sprechen. Vielleicht möchten Sie sich einer Freundin oder einer Kollegin anvertrauen?"
Da war Marlies aufgesprungen und mit Tränen in den Augen hinaus gerannt. Sie hat keine Freundin, mit der sie offen über ihre Ängste sprechen könnte und eine Kollegin erst recht nicht.
Sie schämt sich schon vor sich selbst, weil sie weiß, dass etwas mit ihr nicht in Ordnung ist. Sie weiß, dass sie nicht wirklich langweilig und nicht wirklich hässlich ist. Doch weil sie sich ständig mit denen vergleicht, die schlanker, lustiger und erfolgreicher sind als sie selbst, kann sie den Vergleich nie gewinnen.
Warum kann sie nicht einfach damit aufhören, sich mit anderen zu vergleichen? Warum kann sie nicht ihre vielen Vorzüge lieben, warum muss sie statt dessen ihre wenigen Schwächen hassen?
Marlies ist inzwischen die Älteste im Labor. Sie hat Erfahrung, sie kennt alle Ärzte, alle Schwestern, das ganze Haus. Sie kennt sich besser aus, als die ganzen jungen Hüpfer zusammen.
Sie muss nicht fragen und sie macht keine Fehler. Statt dessen macht sie Überstunden. Sie macht auch Fortbildungen. Sie wird angerufen, wenn in den anderen Kliniken Engpässe sind. Sie ist eine geschätzte Mitarbeiterin und eigentlich könnte alles in Ordnung sein.
Und doch sitzt sie gehemmt im letzten Winkel des Labors und hofft, dass sie keiner sieht. Denn wenn sie jemand anschaut, reagiert sie kopflos und gerät in eine Krise. Dann fühlt sie sich wieder wie das hässliche Entlein, um das sie als Kind weinte – nur ist sie sich dummerweise absolut sicher, dass aus ihr nie ein wundervoller Schwan wird.

Wenn die Kolleginnen lachen, geht sie davon aus, dass über sie gelacht wird. Wenn sie leise sprechen, lästern sie gewiss über Marlies. Wenn sie von ihrem Wochenende erzählen, kann Marlies nicht mithalten. Sie ist zwar inzwischen daheim ausgezogen, aber immer noch „unsere Marlies" geblieben.
Und nun liegt in ihrer Schreibtischschublade eine Stellenanzeige des Ludwigsburger Klinikums, das dringend zum nächsten Ersten eine Laborleitung sucht. Die Anforderungen würde Marlies lässig erfüllen. Die Bezahlung wäre traumhaft. Aber Ludwigsburg? Wird das gut gehen?
Schon sind ihre Gedanken wieder am Anfang. Die Seestraße, die Einsamkeit, die Freudlosigkeit. Sie kann einfach nicht zurück, weil sie fürchtet, alle Gefühle noch einmal zu erleben.
Sie kann aber auch nicht hier bleiben. Der Neue mit den Röntgenaugen hat Recht. Sie ist auf dem Weg in eine psychosomatische Krankheit. Sie weiß das genau – doch wie kann sie aus dem Teufelskreis herausfinden?
Solange sie den anderen ihre Jugend und ihre Unbeschwertheit neidet, wird das wohl nicht klappen. Weil sie aber bei einem Ortswechsel keine neue Marlies sein kann, wird alles beim Alten bleiben.

Manchmal ist sie so weit, dass sie bockig sagt „na und, dann bin ich halt die graue Maus und grau ist schön" aber sie sagt das so kummervoll, dass sie dabei die gleiche Überzeugungskraft hat wie ein Kaiserpinguin, der behauptet, die Wüste zu lieben.
Soll sie mit ihrem Äußeren anfangen? Die nächste Brigitte-Diät machen oder Kohlsuppe kochen? Beim neuen Friseur

für Elf Euro Strähnchen färben lassen? Lederhosen und Lacktops mit Stöckelschuhen anziehen?

Ach was – es würde gar nichts ändern. Marlies bleibt Marlies und aus Aschenputtel wird eben nur bei den Brüdern Grimm eine Prinzessin. Der erstrebenswerte Teilschritt wäre nicht die Krone, sondern ein lachendes Aschenputtel, das gern lebt.

Gestern morgen war eine Opernsängerin ins Labor geschneit und hatte nach ihren Blutwerten gefragt. Jeder im Haus weiß, dass sie da ist, jeder hätte gern ein Autogramm von ihr. Sie selbst scheint sich überhaupt nicht bewusst zu sein, dass man sie, dass man ihren Namen kennt. Sie war trotz der schmerzenden Narbe am Hals so apart und frisch und lebhaft hereingekommen und hatte mit Marlies ein Gespräch begonnen – einfach bewundernswert. So selbstbewusst wäre Marlies auch gern.

Es gibt eigentlich nur einen, bei dem Marlies nicht jedes Wort auf die Goldwaage legt und sich nicht graumäusig und unansehnlich findet, weil sie gar keine Zeit hat, drüber nachzudenken: Martin.

Der Betriebsrat, der Hans-Dampf-in-allen-Gassen. Martin, der alle kennt und überall ist und der sich so viel zutraut und so viel erreicht. Martin, der sich mit Märchen auskennt. Martin, der ein weiterer Grund ist, sich nicht in Ludwigsburg zu bewerben aber niemals etwas davon ahnen wird.

Martin, der mit Märchen seine Krise bewältigt hat. Seit sie gehört hat, wie er mit Leidenschaft vom Schneewittchen erzählte, hat sich tief in ihrem bekümmerten Herzen die Sehnsucht nach einem Prinzen eingenistet. Seither denkt sie wieder ans hässliche Entlein.

Martin hätte auch verbittert und verzagt aufgeben können, doch er hat sein Leben wieder unter Kontrolle bekommen. Vielleicht kann Marlies von ihm ein paar Tricks erlernen? Wie hat er neulich gesagt: „Vielleicht kann ich dein gestiefelter Kater mit der großen Klappe sein?"
Ja und dann? Was tun Katz und Maus miteinander? Eigentlich kann es gar nicht gut gehen. Noch ehe sie in Versuchung gerät, rosaroten Bonbonträumen nachzuhängen, schiebt Marlies alle Gedanken beiseite. Ihre Augen brennen, ihr Rücken schmerzt und es ist Zeit für eine kurze Pause.
Mit einem tiefen Seufzer holt sie Stellenanzeige heraus und nimmt sie mit in den Garten. Ob sie in Ludwigsburg auch einen Arbeitsplatz mit Gartenzugang hätte? Unter der alten Linde lässt sich's gut sein, da sind Leberwerte weit weg.

„Hier steckst du!"
Mit raschen Schritten kommt Martin auf sie zu.
„Ich hab drei Entwürfe für das Transparent zur Demo gestaltet und kann mich nicht entscheiden, welcher am peppigsten ist. Magst du mal einen Blick drauf werfen?"
Und schon sitzt er neben ihr auf der schattigen Bank und streckt die Beine weit von sich.
„Hier, nimm mal – das ist die freche Version ... was hast du denn da?"
Marlies konnte die Anzeige nicht schnell genug weglegen. Ihr Hals wird eng, sie kriegt keinen Ton raus. Martin schaut sie fassungslos an. Er macht mehrmals den Mund auf und zu und wirkt wie ein Fisch auf dem Trockenen. Dann legt er die Plakatrollen auf die Wiese.

„Marlies... ach Marlies ... was hast du denn da vor?"
Seine Stimme ist ungewohnt leise und kratzig. Alles forsche, dynamische ist verschwunden.
„Hast du dich beworben?"
Marlies schüttelt so heftig den Kopf, dass ihre aschblonden Locken fliegen.
„Hast du dich nie gewundert, warum ich ausgerechnet eine Laborantin bitte, mir mit meinen Handzetteln und Plakaten zu helfen?"
Marlies schüttelt wieder, dieses Mal jedoch etwas zögerlicher.
„Hast du dich nie gefragt, warum ich das nicht unsere Sekretärin machen lasse?"
Jetzt ist ihr Schütteln kaum mehr wahrnehmbar.
„Hast du wirklich gedacht, dass es Zufall ist, dass ich immer zur gleichen Zeit in die Kantine gehe wie du?"
In der Ferne verklingt ein Martinshorn. Eine Amsel singt voller Lebenslust über ihnen im Baum. Und dann hört man nur noch das Zerreißen von Papier, der Wind trägt eine Handvoll Zeitungsschnipsel davon und die Welt hat einen märchenhaften kleinen Hüpfer gemacht.

Der Besucher

Rüdiger ist einer von rund 11 000 Deutschen, die mit Warten beschäftigt sind. Er wartet nicht auf den Frühling, den Urlaub oder die Tagesschau und auch nicht wie gerade eben auf seine Frau, die er zu einer Mammografie hergebracht hat.
Rüdiger wartet auf ein neues Herz.

So wie er haben in Deutschland in den vergangenen 40 Jahren 9000 Menschen gewartet und er möchte zu gern wissen, ob sie das gleiche gefühlt und gedacht haben wie er.
Sein Arzt sagt ihm, dass Organtransplantationen heute zum Standard der medizinischen Versorgung gehören. Sein Arzt sagt ihm auch, dass seine augenblicklichen Chancen schlecht sind und dass ein Spenderherz eine wirklich gute Aussicht für ihn sei. Und doch ist ihm unwohl.
Nicht, weil er schwach ist, weil er sein gewohntes Leben nicht mehr leben kann. Nicht weil er berufsunfähig ist. Nicht wegen der Todesangst. Auch nicht, weil etwas schief gehen könnte.
Es ist einfach so, dass ihm Tag und Nacht die merkwürdigsten Dinge durch den Kopf gehen, seit er auf der Warteliste steht.
„Du musst hoffen, das hält dich in Form!" sagt seine Frau Hannlore.
„Du musst dran glauben, dann wird alles gut!" sagt seine Schwester.
„Du kannst froh sein, dass du auf der Liste stehst!" sagt sein Skatbruder.

Doch irgendwie will das mit der Hoffnung und dem dran glauben und der Freude nicht so recht klappen. Wenn er ehrlich ist, schläft er seither noch schlechter. Er schreckt hoch, ist in Schweiß gebadet.

Er träumt von Unfallopfern und Selbstmördern und alle schauen sie ihn mit großen schwarzen Augen an und bewegen die Lippen. Wenn er auf die Worte hören will, wacht er auf.

Am Schlimmsten ist der Gedanke, dass jemand sterben muss, damit er leben kann. Das heißt, eigentlich ist das ja falsch.

„Ich lebe ja. Ich würde dann vielleicht wieder besser leben."

Er könnte wieder Treppen steigen und Sport treiben. Er könnte wieder Berg steigen und Rad fahren. Er könnte wieder eine Sprudelkiste tragen und eine ganze Nacht zärtlich zu seiner Frau sein.

„Vielleicht geht es mir noch nicht schlecht genug? Vielleicht wäre die Entscheidung leichter, wenn ich noch mehr leiden würde?"

Rüdiger denkt selten an etwas anderes. Dabei denkt er nicht an sein krankes Herz, sondern an das gesunde Herz des Toten. Wird es ein Mann oder eine Frau sein? Älter als er oder jünger? In Amerika erfährt der Patient, von wem er das Organ bekommt und wenn er es wünscht, kann er auch die Familie des Spenders kennen lernen.

„Will ich das wirklich? Dass die Ehefrau mich mit dem Herzen ihres Mannes sieht und ich lache und spreche und ihr Mann ist nicht mehr da? Dass ich vielleicht Fotos vom Spender sehe und erfahre, wie er gelebt hat? Dass ich an seinem Grab stehe?"

Als er darüber nachdenkt, kommt ihm etwas anderes in den Sinn.
„Kann ich dann jemals wieder auf einen Friedhof gehen ohne mich vor einem Grabstein zu fragen: ist das vielleicht mein Spender?"
Nein, das alles erscheint ihm schlichtweg unmöglich. Er zuckt jetzt schon bei jedem Martinshorn zusammen. Erstaunlicherweise ist es nicht der Gedanke: „Ist das meine Chance?" sondern das Gegenteil: „Bitte nicht..."

Seine Frau liest regelmäßig sein Horoskop, ob sich daraus etwas ableiten lässt. Sie betet um Rettung und er denkt das erste Mal in seinem 52jährigen Leben ernsthaft über Sünden nach. Er fühlt sich, als ob er vorhätte, einen Mord zu begehen und findet es frevelhaft, auf den Tod eines Anderen zu spekulieren.
Er weiß schlichtweg nicht, ob es richtig ist, mit dem Leben zu feilschen oder ob er einfach die Defizite annehmen und sterben soll, wenn seine Zeit dann gekommen ist. Für Hannelore scheint es überhaupt keine Zweifel zu geben.
„Natürlich machst du das – ich will schließlich noch lange mit dir zusammen sein."
Mühsam beherrscht fragte er nach.
„Du meinst, ich muss mich operieren lassen, weil du es willst?"
Hannelore hatte gestutzt:
„Willst du damit sagen, ich würde mehr an mich als an dich denken?"
Er hatte allen Mut zusammengenommen und genickt und sie hatte dann tagelang nur noch das Nötigste mit ihm gesprochen.

„Wie viele Brüste hat eine Frau eigentlich?"
Der Stundenzeiger hat schon zum zweiten mal seine Bahn gezogen und Hannelore ist immer noch nicht zurück. Also zieht er seinen Geheimzettel aus der Jackentasche. Er ist schon ganz zerfleddert und mit Fragezeichen verziert.
„Jede Transplantation körperfremder Organe löst im Körper des Empfängers immunologische Abwehrreaktionen aus, die zum Verlust des Spenderorgans führen können."
Rüdiger schließt die Augen. Er kann den Text auswendig.
„Man unterscheidet hier die akute Abstoßungsreaktion, die unterschiedlich stark ausgeprägt in der ersten Zeit nach der Transplantation auftritt, und die chronische Abstoßung, bei der das Transplantat nach und nach versagt. Um die Funktionsfähigkeit des transplantierten Organs zu erhalten, muss die Abstoßungsreaktion des Körpers mit Medikamenten unterdrückt werden."
Und noch etwas irritiert Rüdiger. Seit er auf der Warteliste steht, gibt es scheinbar Millionen von Zeitungsartikel zum Thema Organhandel.
„Lies sie einfach nicht, das belastet dich" sagt seine Frau und wirft die Zeitungen kurzentschlossen ins Altpapier.
Rüdiger wartet dann, bis sie in den Keller geht und holt sie wieder heraus. Er kann nicht anders, er muss alles lesen.
Nun weiß er, dass weltweit mit Organhandel große, illegale Geschäfte gemacht werden, besonders in Ländern der Dritten Welt, wo finanzielle Not herrscht und die Gesetzeslage oftmals unzureichend geklärt ist.
Er weiß, dass in den indischen Slums eine Niere für 500 Euro gehandelt wird und dass nicht nur in Namibia Eltern aus Verzweiflung ihre Kinder verkaufen. Er hat auch gelesen, dass viele Organe von hingerichteten chinesischen

Gefangenen oder von Kriegsverbrechern aus dem Kosovo sind.
Und er weiß von der Befürchtung, dass solche Geschäfte bereits in Europa abgeschlossen werden. Er weiß aber auch, dass er seit einem Jahr nicht mehr kegeln geht, weil selbst dieses Bücken zu viel für ihn ist. Donnerstag Abend um Sieben, wenn die anderen die Kugel schieben, sind seine Bedenken wegen der Operation ziemlich klein.
Dann ist er bereit, die kommenden Jahre täglich eine Handvoll Medikamente zu schlucken, damit sein eigenes Abwehrsystem ausgeschaltet wird und das neue Herz nicht abgestoßen wird.
Hannelore hat jetzt schon alle Topfpflanzen an ein Pflegeheim verschenkt, weil in der Blumenerde Bakterien sind, die ihn gefährden könnten und sie haben schon darüber diskutiert, wie gefährlich ihm andere Menschen mit ihren Infekten werden können und ob er vielleicht nur noch mit Mund-schutz aus dem Haus kann. Der Hausarzt hat diesen Fall als extrem selten eingestuft und malt ihm immer ein sonniges neues Leben aus.
Er spricht von einem zweiten Geburtstag, den er dann feiern kann und macht Witze über die doppelten Geschenke, doch Rüdiger ist nicht nach Scherzen zumute. Ihm kommt das makaber vor.
„Stehen auf meinem Grabstein dann mal zwei Geburtstage und der Todestag?"
So versuchte er den Arzt zu provozieren.
„Sie sehen das alles viel zu kompliziert."
Der Arzt hatte abgewinkt.
„Denken Sie einfach nur ans Positive, an die vielen Vorteile."

Als Hannelore neulich beim Friseur war und er selbst völlig erledigt vom Duschen auf dem Sofa saß, hatte er eine Liste begonnen und sich wirklich um Pluspunkte bemüht. Doch spätestens nach fünf Punkten meldete sich wieder die Angst.

„Es ist doch nur ein geliehenes Leben" hatte er seinem ältesten Kegelbruder erklärt und allen Mut zusammengenommen, um den Gedanken auszusprechen, der ihn so sehr quält.

„Es kommt mir vor wie ein Tauschhandel und ich frage mich, was ich dafür hergeben muss. Eine Niere, mein Augenlicht, meinen Sohn, meinen Beruf? Kann man wirklich mit dem Schicksal spielen?"

Der Frieder war bei so viel Ehrlichkeit schneeweiß geworden und hatte sich bald darauf verabschiedet.

Soll Rüdiger die nächsten Monate oder gar Jahre neben seinem gepackten Koffer leben und auf Kühlbox und Blaulicht warten und nicht an ein menschliches Herz, sondern einfach nur an einen Muskel denken? Ist es dann einfacher? Soll er einfach nur an sich und seine verbesserte Lebensqualität denken?

Warum kann er nicht gelassen sein und an ein Gelingen ohne Komplikationen glauben? Seit er beim letzten Zahnarztbesuch von einer Münchnerin gelesen hat, die wöchentlich einmal nach Berlin zu ihrem Operateur muss, weil ihr Körper das fremde Herz nicht annimmt, geht es ihm noch schlechter. Sie muss ständig einen Mundschutz tragen, darf niemanden küssen und kein Haustier haben. Sie darf nicht in den Garten und hat eine eigene Toilette, ein eigenes Waschbecken, ein eigenes Schlafzimmer in dem für

sie umgebauten Haus. Sicher ist das ein Extremfall, aber wer garantiert ihm, dass er nicht ähnliches erleben wird?
Angst vor den Schmerzen hat er keine, das ist immerhin etwas. Er hat einfach Skrupel. Andere nennen es Moral.
Auf der Plus-Seite der Liste stehen auch Rasenmähen und Federballspielen, eine Schneeballschlacht und eine Fahrt mit der Seilbahn auf die Zugspitze. Auf der Minus-Seite stehen höchst irritierende Erlebnisberichte.
Angeblich besitzt jedes Organ eine Art Gedächtniszellen an den Menschen und ein verpflanztes Organ verursacht deshalb Störungen im Gefühlsleben des Empfängers. Deshalb reden die Menschen auf einmal davon, dass sie sich wie ein halber Zwilling fühlen. Andere sagen, sie seien seither nicht mehr richtig allein.
Was ihn total fasziniert und gleichzeitig abstößt sind Berichte über Patienten, die die Hobbys und Vorlieben ihres Spenders übernommen haben.
Da will eine ältere Dame plötzlich nichts anderes mehr als Motorrad fahren. Ein Rettungsschwimmer geht nicht mehr ins Wasser, weil er das Herz eines Ertrunkenen bekam. Und eine Vegetarierin verspürt plötzlich einen vorher unbekannten Appetit auf Hühnerkeulen und ihre Lieblingsfarbe wechselt unvermittelt von Gelb zu Grün.
Ein Koch hat keine Freude mehr am Kochen und eine 50jährige fühlt sich wieder wie 18 und liebt plötzlich Boxkämpfe, obwohl sie diesen Sport früher verabscheut hat.
Wie 18 würde er sich natürlich gern fühlen und Boxen gefällt ihm jetzt auch schon. Aber was wäre, wenn er danach häkeln, Froschschenkel essen und zum Aerobic gehen würde? Oder wenn er das Herz eines Selbstmörders bekommen und sich dann auch umbringen würde?

Oder das eines Toreros, denn in Spanien dürfen Organe ohne Einwilligung und gleich nach dem Herzstillstand entnommen werden.
Er mag auch gar nicht an die makabre Statistik denken, die er neulich gesehen hat. „Im Frühling gibt er junge starke Motorradfahrerherzen und nach Weihnachten kommen die Selbstmörder" war sie überschrieben gewesen.
„Eine herzlose Überschrift für ein Thema mit Herzschmerz" hatte er gedacht und seither geht ihm das Wörtchen „herzlos" nicht mehr aus dem Sinn.
Sein eigenes Herz kann er rasch loswerden. Es wird entsorgt und irgendwo liegt dann in einem Sarg ein anderer, ein wirklich herzloser Mensch.
Herzlich willkommen sagt man viel zu oft und meint es oft nicht so. Merkwürdig, nicht wahr? Dabei müsste man mit diesem Satz sorgsam umgehen.
Herzlose Unterhaltungen hört er schon oft genug. Jeder weiß etwas zum Thema – doch keiner fragte Rüdiger nach seinem Befinden. Jeder meint, dass er ungefragt seine Ratschläge erteilen darf – doch durchstehen muss Rüdiger alles allein.

„Die Entscheidung kann Ihnen niemand abnehmen – und Sie dürfen sich das auch nicht abnehmen lassen. Es ist Ihr Leben und Ihr Wille. Sie sind nur sich selbst verantwortlich"
Der Pfarrer hatte wohl keine eigne Meinung und eine ethische Diskussion mit ihm abgelehnt, weil er ihn nicht noch mehr verunsichern oder aufregen wollte.
„Noch mehr?"
Rüdiger hatte bitter gelacht.

„Das geht wohl kaum. Ich bete immer um eine Antwort und auch darum, dass ich die Antwort verstehe, wenn sie kommt. Aber bisher war ich wohl taub dafür."

„Ist bei Ihnen noch frei?"
Eine junge Frau ist an seinen Tisch getreten. Sie hat einen dicken Verband am Hals und spricht sehr leise. Rüdiger macht eine einladende Handbewegung.
Die Dame stellt ihren Cappucchino auf den Tisch, setzt sich, holt ein Taschenbuch aus ihrer Bademanteltasche und beginnt zu lesen. Automatisch schaut Rüdiger auf den Titel und prustet erheitert los. Die Patientin schaut ihn verwundert an.
„Jaaa?"
„Zuerst muss ich wissen, ob Sie eine Fee sind, dann erkläre ich Ihnen alles."
Die Frau schmunzelt.
„Nun, ich bin keine, aber ich hab im „Räuber Hotzenplotz" mal die Fee Amaryllis gespielt – genügt das?"
Rüdiger nickt bedächtig.
„Ja, das ist ausreichend. Wenn Sie ein wenig Zeit haben, erzähle ich Ihnen etwas."
„Zeit?" Die Dame lacht. „Viel zu viel. Ich langweile mich entsetzlich hier."
Rüdiger ist zufrieden.
„Angefangen hat es eigentlich vor zwei Jahren und ich glaube, Sie haben mir gerade ohne es zu Wissen die Lösung auf alle meine Fragen gegeben" sagt er, greift über den Tisch nach dem Taschenbuch und tippt mit dem Zeigefinger auf den Titel: „Die Stimme des Herzens".

In der Cafeteria

„Ihnen wird zur Last gelegt, am 04.07.2008 um 08.52 Uhr 75299 GEM, TIEFENB., VERB. STR. ZW. TIEFENBR. U. PFHM. H. SEIL. KR. FR. TIEFENBR. die zulässige Höchstgeschwindigkeit von 70km/h um 12 km/h überschritten zu haben."
Ute schüttelt fassungslos den Kopf. Was auf den ersten Blick aussieht wie ein geheimer, noch nicht entschlüsselter Code eines mittelalterlichen Ritterordens entpuppt sich doch nur als Strafzettel. Ute straft ihn ebenfalls und zwar mit Nichtachtung und stopft ihn lieblos in die Kitteltasche.
Während draußen eine schüchterne Morgensonne durch die Wolken schielt, wartet sie mit schmalen Lippen darauf, dass die Patientin 80 Cent aus dem Geldbeutel fummelt. Ihr Gesicht wirkt dabei so verschlossen, dass sie beinahe unsichtbar ist. Anstatt die dekorativ gealterte Dame mit mütterlicher Nachsicht oder wenigstens mit distanzierter Amüsiertheit zu betrachten, beißt sie beherrscht die Zähne zusammen.
Endlich ist der Tee bezahlt und die Dame bugsiert ihre Tasse mitsamt dem entstandenen Fußbad zu einem sonnigen Fenstertisch.
„Tief durchatmen und lächeln - sonst gibt's eine böse Zornesfalte über der Nase!"
Der schwarzlockige Pfleger von der Urologie grinst Ute an und sie spürt, dass ihre gute Laune häppchenweise zurückkommt.
„Ist doch wahr..."
„Hei, du musst dich nicht rechtfertigen - mich nerven Kleingeldsucher auch. Das Schlimmste was ich mal erlebt

hab, war ein alter Mann, der im Baumarkt seine Strümpfe dabei hatte."
„Jeder hat Strümpfe dabei, oder?"
„Ja, der Gute hatte sie nicht an den Füßen sondern er legte sie auf den Tisch - und zwar gleich mehrere. Einen für die Roten, einen für Zehner, einer für Fünfziger, einen für ein-Euro-Stücke..."
„Schon klar...habs begriffen. Und wo hatte er die Scheine?"
Der Lockenkopf lacht.
„In einer Zigarrenkiste."
Nun ist Utes gute Laune wieder da.
„Du meinst also, heut ist unser Glückstag, weil keiner eine Zigarrenkiste dabei hat?"
Lockenkopf nickt.
„Und deshalb hätte ich gern eine Extraportion sprühfähiges Milchmischerzeugnis von dir."
Ute stemmt die Hände in die Seite und holt tief Luft.
„Du, willst du mich jetzt ver..."
„Ich will gar nichts. Nur nen Klecks von dem sprühfähigen Milchmischerzeugnis. Oder weißt du etwa nicht was das ist?"
Ute schüttelt den Kopf.
„Das ist neudeutsch. Sahne, Sprühsahne. Alles klar?"
Ute bekommt einen Lachkrampf. Unter Tränen wagt sie einen raschen Seitenblick. Weil gerade niemand hersieht bekommt der Gute-Laune-Mann tatsächlich ein großzügig bemessenes Sahnehäubchen auf seinen Apfelkuchen. Für ihre Großzügigkeit wird sie mit einer Kusshand belohnt.
„Ich hab's auch passend!"
Kichernd legt er sechzehn Zehner in eine Reihe und winkt vergnügt zum Abschied.

Wenn Ute sagt, dass sie im Krankenhaus arbeitet, bekommt sie anerkennende Blicke. Wenn sie jedoch erzählt, was sie dort tut, ist es mit der Begeisterung schnell vorbei.
Kuchen aufschneiden, Teebeutel aufreißen und Mineralwasser kassieren kann schließlich jeder. Das ist nichts besonderes. Dazu braucht man nicht mal eine Ausbildung.
Ute findet ihren Arbeitsplatz dennoch schön. Sie hat den ganzen Tag Leckeres und Gesundes vor sich stehen und sieht die menschliche Rasse in ihrer ganzen Vielfalt.
Alt und jung, dick und dünn, krank und gesund - alle essen hier Utes Kuchen und trinken Cappuccino. Und Ute lächelt alle an, wünscht einen schönen Tag und wenn sie sieht, dass es Patienten sind, gibt es ein freundliches „Gute Besserung!" dazu.
Sie macht keinen Unterschied zwischen Chefärzten und Zivis, sie kennt die Näherinnen und den Physiotherapeuten. Sie arbeiten alle im gleichen Haus und sind eine große Familie. Jeder ist ein Puzzleteil und kein Teilchen darf fehlen.
Ute sieht die Ärzte ihr Essen schlingen, die Schwestern gähnen und die Techniker werfen sogar noch beim Essen einen prüfenden Blick auf die Glühbirnen und Vorhangstangen.
Sie unterhält sich mit Patienten und lässt sich von den vielen Operationen erzählen. Sie weiß von Enkeln, die nebenher mit dem Handy spielen und von Töchtern, die nichts erzählen und nichts fragen, sondern Mutters Zeitschrift lesen oder Socken stricken.
Sie hört beim Abräumen Kollegen über den Chef und Ehemänner über den ach so fürchterlichen Haushalt jammern und sieht kleine Kinder beim Abschied hemmungslos weinen.Ute beobachtet Liebespaare, denen die Trennung

jeden Tag aufs Neue das Herz zerreißt und andere, die aneinander vorbei sehn und sich kaum etwas zu sagen haben. Sie spürt, wer sich in seiner Besucherrolle unwohl fühlt und wer pflichtschuldigst eine Viertelstunde absitzt. Und sie sieht täglich so viel, dass sie daraus einen Volkshochschulkurs oder zumindest ein Faltblatt machen könnte: „Der perfekte Besucher".

Als erstes würde sie den Leuten klar machen, dass der Kranke das Wichtigste ist und zwar länger als zwei Minuten. Dass die Welt da draußen mit ihrem Stress und den Sonderangeboten und dem teuren Benzin und dem lästigen Elternabend zwar interessant ist - aber nicht so wichtig wie die Anliegen des Kranken.

„Das wird schon wieder" will man nämlich genauso wenig hören wie „Das hat die Frau Adametz ausm Vierten auch gehabt und die ist dran gestorben. Die Beerdigung war schön. Mit Posaunenchor."

Dass der Blinddarm vom Enkelchen viel schlimmer und größer und eitriger war, ist sicher sowieso nicht wahr und es hilft dem Patienten gewiss nicht, wenn der Besucher mehr mit der netten Frau im Nachbarbett als mit ihm selbst plaudert.

Auch die, die alles wissen und vor allem alles besser wissen sind hier fehl am Platz.
„Ich hab so das Gefühl, dass dein Arzt das nicht richtig durchschaut. Bist du hier wirklich in guten Händen?"
Prima. So hilft man nicht, so schürt man Unsicherheit.

„Hast du echt schon drei Tage lang den gleichen Pyjama an?"
Nett, dass Frieda das beobachtet hat - aber hat sie auch gesehen, dass die Venenentzündung schlimmer geworden ist und Tantchen den Arm kaum heben kann, um sich Wasser einzugießen?

„Ja sach mal, sinn dat denn Orschidehn?"
Klar sind das Orchideen, die hat die Kollegin aus der Bäckerei selbst gezüchtet und Reni hat sich sehr über die erste Blüte der Saison gefreut. Neid ist hier nicht angesagt, denn Reni muss mit ihren Orchideen und Schmerzen hier bleiben und der Besucher darf wieder heim.

„Kuck mal, da hasse een Säftschen. Kannse dann mal trinken, wenns dir bässä geht."
Wie soll Klärchen das Säftchen denn trinken, wenn sie mit ihrem Gipsarm das Fläschchen nicht öffnen kann? Aber Ernst, der Bodybuilder hätte das spielend geschafft. Zu spät!

„Warum isst du denn dein Joghurt nicht? Sind doch linksdrehende Irgendwas drin - ist doch soo gesund! Soo wird aber nichts aus dir!"
Aufmachen und füttern wäre aufmerksamer und hilfreicher gewesen, aber Silke ist das Biosiegel leider wichtiger als der knurrende Magen der alten Patentante.

Nachdem Ernst dreißig Minuten lang ohne Punkt und Komma vom Gardasee und dem wie immer viel zu schmutzigen Hotel und dem wie immer viel zu faulen Personal erzählt hat, geht

seine Parkuhr zu Ende. An der Tür dreht er sich um. Nun fällt ihm noch was ein.
„Wie geht's dir eigentlich? Sagst ja gar nichts! Was hast du denn nun? Krebs oder nicht?"

Ja, Ute bekommt viel erzählt. Sie selbst war noch nie in der Klinik und hat keine Ahnung von Narkose und Schmerzen. Aber sie kennt sich bestens aus mit enttäuschten Menschen.
Sie sieht, wie Erna sich freut, weil Lene die kleinen Zwillinge mitgebracht hat. Und dann liest Lene die ganze Zeit Bilderbücher vor. Damit die Zwillinge nicht stören. Nach dem fünften Buch gehen sie wieder. Damit Erna sich nicht überanstrengt.
Erna hat nur einen Nierenstein zertrümmert bekommen. Ihre Stimmbänder funktionieren prima und sie hätte gern selbst vom kleinen Häwelmann vorgelesen. Damit Erna mal etws Spaß hat.

Ach ja - Lesen! Der 800 Seiten dicke Schmöker über die absonderlichen Lebensgewohnheiten der frühbyzantinischen Seifensieder hat zwar einen handgestreichelten Ledereinband und einen exquisiten Goldschnitt, aber ein leichtes Taschenbuch mit Kurzgeschichten in Großdruck ist für's Bett dennoch handlicher. Zudem spielen Medikamente und Zukunftsängste dem Denkvermögen einen Streich und der Patient kann sich nicht lange konzentrieren.

Was Ute schon in der ersten Arbeitswoche bemerkt hat ist die Tendenz, dem Kranken ins Wort zu fallen oder seine Erzählungen zu schmälern.

„Na, so schlimm werden die Schmerzen wohl nicht sein."
Solchen Leuten wünscht Ute gleich drei Gipsbeine auf ein Mal.

Wenn sie die Tische abwischt hört sie leider viel zu oft einen Satz, bei dem sich prompt ihre Nackenhaare aufstellen.
„Du musst doch keine Angst haben. Andere haben auch nen Tumor. Also, ich - ich sag ja immer..."

Und warum kostet es manche Besucher so viel Überwindung, sich ein halbes Stündchen nicht so wichtig zu nehmen? Warum nehmen sie den Menschen, den sie besuchen, nicht wirklich ernst? Es ist sicher nicht sonderlich prickelnd, wenn man besuchssüchtig im Bett liegt und der Besucher packt erst mal umständlich das meist nicht Gewünschte und dennoch Mitgebrachte aus und baut daraus einen wackeligen Stapel auf dem eh so wackeligen Tischchen.

Dann wird der Kranke erst mal so richtig „auf andere Gedanken gebracht". Mit Geschichten, die ihn nicht mal interessieren wenn er gesund ist. Jetzt aber ist er dem Was-serfall hilflos ausgeliefert. Kegeln und Schminkkurs, Straf-arbeiten und Ampelphasen - alles wird durchgehechelt.
Es ist ätzend langweilig und dazu wird es meistens noch viel zu laut vorgetragen. Dem Patient bleibt nur eine Rettung: er mimt ein erschöpftes Schläfchen.
Das Ende? Der Wasserfallerzeuger inszeniert mit bitterem Vorwurf in der Stimme einen bühnenreifen Abgang.

„Ich besuch dich wieder, wenn du besser drauf bist. So hast du ja gar nichts von mir."
Oder es kommt die weitaus schlimmere Variante.
„So hab ich ja gar nichts von dir."

Das andere Extrem ist der beileidstriefende Flüsterer mit dem schiefgelegten Kopf. Den traurigen Dackelblick gibt's kostenlos. Zum Abschied wird zwei mal kurz das Händchen getätschelt.

Ganz selten kommt jemand ohne Geschenk, setzt sich ruhig hin, hält die Hand und hört geduldig die Antwort auf die gestellte Frage an.
„Ich kann mir natürlich nicht wirklich vorstellen, wie es in dir aussieht. Aber ich bin gern bei dir. Vielleicht sagst du mir, wie ich dir jetzt grade gut tun kann?"
Bestimmt bekommt er eine hilfreiche Antwort und am Ende fühlen sich Patient und Besucher wohl.

All das würde Ute gern den vielen gestressten Besuchern sagen, die ein unsichtbares Schild mit einer überall gültigen Botschaft durch die Cafeteria tragen.
„Ich bin arm dran. Ich kenne jemanden, der im Krankenhaus ist. Und den muss ich jetzt besuchen."
Wer meint, dass er muss, ist hier fehl am Platz. Das hat Ute von Herrn Büsing gelernt. Der setzt sich nämlich jeden Tag fünf Minuten nach Beginn der Besuchszeit mit seiner Sachertorte hinter die größte Palme. Wenn die Besuchszeit vorbei ist, lächelt er erleichtert und geht wieder.
Gestern hat sie sich zu ihm gesetzt und ganz direkt gefragt, ob er keinen Besuch bekommt.

Schallend gelacht hat er und sich die Narbe gehalten.
„Ach Fräulein Ute! Das ist rührend, dass sie sich um mich Gedanken machen!"
Dann beugte er sich über den Tisch und flüsterte ihr sein Geheimnis zu.
„Letzte Woche hatte ich einen imigrationswilligen Bettnachbarn. Der hatte stundenlang Besuch von seinen lebensfrohen Verwandten und deren gesamter Nachkommenschaft. Am Ende rannten die verwöhnten Kleinen auf dem Flur quiekend auf und ab und im Zimmer gabs einen Wettbewerb wer wen noch lauter überschreien kann."
Ute konnte sich nicht beherrschen.
„Entschuldigung - eigentlich ist es nicht witzig. Aber Sie erzählen das so amüsant!"
Dann wurde sie ernst.
„Und diese Woche?"
Herr Büsing blickte in die Ferne. Sein Gesicht glich einer römischen Marmorstatue.
„Diese Woche kommt jeden Tag mein Bruder mit seiner Frau."
Ute stutzt.
„Und?"
„Na ja, die beiden tragen ihren Ehekrach hier aus und erwarten von mir, dass ich den Schiedsrichter spiele. Und dann schauen sie sich die Koch-Show an und ich kann endlich gehen."

Wenn Ute jemals ihren Volkshochschulkurs macht, lädt sie den charmanten Herrn Büsing als Ehrengast ein. Und als Honorar bekommt er dann ein dickes Stück Sachertorte.

An der Pforte

„Herr Büsing liegt in Zimmer 444, da nehmen Sie am Besten den rechten Aufzug und wenden sich oben nach links".
Kaum hat sie diese Auskunft gegeben, greift Christine schon wieder zum Telefon. Heute ist es wieder so turbulent, dass sie nicht mal zum Waschraum kommt und das Mineralwasser neben ihr sprudelt auch schon lang nicht mehr.
Ganz egal was passiert - von den Damen an der Pforte wird Gleichmut und Freundlichkeit verlangt. Sie dürfen weder gestresst noch gereizt wirken und sollen natürlich alles wissen und jeden kennen.
An solch einem Morgen bekommt Christine genau das, was sie möchte: Ablenkung. Kein Moment der Ruhe ist da, in dem sie an Ihren Mann denken könnte und das ist gut so.
Obwohl er nun schon seit fünf Monaten nebenan im Samariterstift in der Tagespflege ist, tut ihr der Gedanke an ihn, an sein Leben und seinen Tagesablauf immer noch weh und sie braucht die Arbeit als Bestätigung für ihre eigene Lebendigkeit.

„Es ist ungewöhnlich, aber nicht unmöglich, dass solche neurodegenerativen, hirnorganischen Erkrankungen bei Menschen in den Fünfzigern vorkommen."
Der Hausarzt erklärte kühl, sachlich, distanziert und mit tollen lateinischen Wörtern. Kein noch so kleines Anzeichen des Mitgefühls war in seinem Gesicht zu entdecken. Seit zwanzig Jahren ist er der Hausarzt und stellt die Diagnose „Alzheimer" ohne mit der Wimper zu zucken.

Christine hatte das Gefühl, in ein tiefes Loch zu fallen, Klemens saß da und schluchzte und der Arzt versteckte sich hinter einer Maske, die professionell wirken soll. Wie enttäuschend!
Er hatte damals einen Stapel Broschüren über den Tisch geschoben und damit war der „Fall" für ihn erledigt. Die Verzweiflung, die Trauer und die Wut mussten Christine und Klemens alleine ertragen.

Die Broschüren hat sie heute vor einem Jahr bekommen. Erst ein Jahr - für Christine hat die Zeit ihre Bedeutung verloren, für Klemens sowieso. Was ist in diesem Jahr alles geschehen!
Nach der Diagnose, die Klemens Vergesslichkeit und Unkonzentriertheit erklärte hatten sie nächtelang geweint und versucht zu reden.
Klemens fühlte sich erbärmlich. Als er die Diagnose hörte, hatte er innerhalb weniger Minuten alle Lebenslust verloren, allen Mut und alle Kraft. Er ging mit leichten Ausfällen in die Praxis hinein und verließ sie wie ein von Tod gezeichneter Mensch.
Er hob die Beine nicht mehr richtig an, sprach undeutlich und zog sich die Jacke nicht mehr selbst an. Seine Augen blickten stumpf, er gab keine Antwort mehr. Eigentlich hatte er alle Symptome vorweggenommen, hatte total aufgegeben.
Seine anfängliche Gedächtnisschwäche schien Jahrzehnte her zu sein und er durchlief alle bekannten Stadien innerhalb weniger Monate. Er vergaß Namen und Orte, er räumte die Wohnung um, versteckte Gegenstände und hatte Panikattacken.

Er wollte nicht mehr vor die Tür und schrie wenn Besuch kam. Er stopfte sich alles wahllos in den Mund: Brot, Obst und Schokolade, aber auch Seife, Papier und Büroklammern. Stundenlang lief er ruhelos durch die Wohnung, er schlug und kratzte seine Frau und fluchte auf beschämende Weise.

Christine arrangierte sich mit der Klinikleitung und nahm für unbestimmte Dauer eine Auszeit. Sie war rund um die Uhr in Alarmbereitschaft und wusste sich nicht anders zu helfen, als ihm heimlich beruhigende Medikamente ins Essen zu mischen. Sie magerte ab, sie zitterte, sie erbrach. Weil Klemens auch nachts sein Spaziergänge unternahm oder Alpträume hatte, schlief sie nur stundenweise und war ständig übermüdet.

Während die Berater lässig von einem „sozio-ökonomischen Problem" sprachen, sicherte sich Christine gerade noch rechtzeitig eine Generalvollmacht, damit ihr wenigstens nicht die Entscheidungen verwehrt werden konnten.

Als sie nach der Unterschrift vom Notar nach Hause kamen, schloss sich Klemens ins Schlafzimmer ein und zerschnitt alle Vorhänge und Bettbezüge. Stunden später öffnete der herbeigerufene Schlüsseldienst die Tür und sie fanden ihn erschöpft schlafend in einem gigantischen Daunenberg.

Der junge Handwerker konnte Christine gerade noch rechtzeitig auffangen, damit sie in ihrer Ohnmacht nicht mit dem Kopf auf der Bettkante aufschlug. Besonnen rief er den Notarzt, der die Situation sofort erkannte und handelte.

Klemens kam in Kurzzeitpflege, Christine ins Krankenhaus. In ihr eigenes Krankenhaus. Die ersten Tage schämte sie

sich und wollte keine Fragen beantworten. Erst Petra vom Sozialdienst, mit der sie schon manche Tasse Tee in der Cafeteria getrunken hatte, konnte die schützende Mauer des Schweigens durchbrechen.
Stundenlang redete sich Christine alles von der Seele und nach einigen Tagen der Ruhe fand sie auch die Kraft mit der Sozialarbeiterin einen Plan zu erstellen.

Nun sitzt sie wieder halbtags an der Pforte und sucht Zimmernummern und Formulare, vermittelt Telefongespräche und weist Besuchern den richtigen Weg. In der ersten Woche war sie unruhig und in Gedanken stets im Samariterstift gewesen. Bald merkte sie, dass dort alles in beruhigenden Bahnen verlief und so teilt sie nun ganz gelassen ihre Verantwortung mit den Pflegekräften.

Wenn nun eine Fünfzigjährige mit ihrer Mutter an der Hand durch die große Drehtür kommt und die Mutter sich sträubt und schreit, dann weiß Christine Bescheid. Dann dreht sie sich nicht peinlich berührt weg, sondern ruft eine Dame vom Lotsendienst.
Sie weiß, welch eine Tortur ein Arztbesuch in einer fremden Umgebung für einen dementen Menschen bedeuten kann und versucht ihre eigenen schlimmen Erfahrungen ins Positive zu wandeln.
Wenn jetzt jemanden mit einem Köfferchen vor ihr steht, sieht sie nicht nur den Patienten. Sie sieht den Menschen, der Angst hat und sich sorgt. Sie sieht seine Hilflosigkeit und Unsicherheit und sie hat sich angewöhnt, den kleinen Satz „alles Gute für Sie" mit auf den Heimweg zu geben und freut sich an der dankbaren Blicken der Menschen.

Nach Dienstende nimmt sie sich jeden Tag ein wenig Zeit für eine kleine Plauderei. Sie hat Klemens und seine Demenz und wäre fast daran verzweifelt - aber was haben die Anderen außer ihrer Arbeit?
Plötzlich ist ihr wichtig geworden, etwas aus dem Leben der Köchinnen und der Techniker, der Nachtschwester und des Friseurs zu wissen und verblüfft entdeckt sie, wie viele Möglichkeiten es gibt, mit Sorge und Leid umzugehen.
Es ist gewiss nicht so, dass sie allen helfen will, aber mit Petras Hilfe hat sie erkannt, dass sie sich in einem Schnekkenhaus verkrochen und die Wirklichkeit und die anderen Menschen aus dem Blick verloren hatte.
Die Gespräche mit den Kollegen zeigen ihr die Vielfalt des Lebens und dass es die guten und schlechten Tage, von denen der Pfarrer beim Eheversprechen redet, eben wirklich in aller Fülle gibt.
Wenn Christine einen dunkelgrauen Tag hat, geht sie ganz bewusst in die Näherei und plaudert mit Sabrina über ihre Schwangerschaft oder sie schaut bei Daniela vorbei, um zu hören ob es neue Erkenntnisse vom Einbrecher gibt.
Seit Klemens durch seine Krankheit seine persönlichen Lebensgeschichten vergisst, ist Christines Seele immer hungrig nach Begegnungen und Erlebnissen und sie fühlt, dass sie die farbenfrohen und einzigartigen Klinikgeschichten rundum satt machen können.
Das ist nun Christines ganz persönliche Medizin geworden. Sie braucht dazu kein Rezept, keinen Arzt und keinen Apotheker und Nebenwirkungen gibt es auch keine!

Das letzte Kapitel

kann Ihre eigene Geschichte sein.
Was haben Sie in der Klinik erlebt? Welche Ängste und Sorgen haben Sie mitgebracht, welche Hoffnungen wurden erfüllt?
Haben Sie große Freude erlebt oder hat Sie jemand verblüfft oder beeindruckt? Wie haben Sie Unterstützung erfahren? Was hat Ihnen Kraft gegeben?
Schreiben Sie es auf, damit Sie es nicht im Trubel des Alltags verloren geht!
Vielleicht wollen Sie mir Ihre Erlebnisse auch mailen? Jede Woche wähle ich eine Zusendung aus, die dann auf der Verlagsseite im Internet präsentiert wird. Vielleicht gibt es dann bald den zweiten Band der Klinikgeschichten?

Besuchen Sie uns im Internet?
www.sommer-wind-verlag.de

Für Kinder
CDs
Tini's Schultüten-Geschichte
Tini's Abschiedsgeschichten
Tini's Adventsgeschichten
Tini's Schlafmusik für die Kleinsten
Tini's Meditationen
Tini's kleine Meerjungfrau
Zappel nicht so!

Bücher
Der Pechvogel
Wichtel Wollo im Wunderwald
Tini's Adventskalender

Für Erwachsene
CDs
Zur Geburt
Traumstunde für
Traumstunde für
Traumstunde für

Bücher
Totgeburt weiblich
Mama-was ist „tot"?
Verflixte Vollmacht- ein §-Thriller aus dem Alltag

Als Buch und CD für die ganze Familie
Oma Lenes langer Abschied (Thema Demenz)

Leseprobe aus „Oma Lenes langer Abschied"

„Nein!" ruft Oma Lene laut.
Dann wirft sie den Teller vom Tisch und keiner schimpft. Wir schimpfen nicht, weil es nichts nützt. Das habe sogar ich schon begriffen.

Ich bin Lisa, zehn Jahre alt und die große Schwester von Benni. Der ist erst vier. Wenn er den Teller vom Tisch wirft, kriegt er Schimpfe. Das versteht er nicht. Ich verstehe es. Benny hat nämlich nur Trotz. Oma hat Alzheimer. Da ist das etwas ganz anderes. Wenn Oma Lene solche Dinge tut, kommt das meist ganz plötzlich. Sie sitzt still da, lächelt vielleicht und plötzlich schreit sie los. Natürlich erschrickt da jeder.
Ich weiß, dass Mama vor uns Kindern nicht zu oft weinen will, aber wenn sie es doch tut, nehmen wir sie in den Arm und trösten sie. Wir geben ihr Küsse und streicheln sie, weil Mütter auch mal Trost brauchen. Vor allem, wenn ihre eigenen Mütter so merkwürdig geworden sind.

Kostprobe aus „Tini's Schulütengeschichte"

Deine Schulzeit wird so sein
Wie die lange Geschichte von der Blüte
Aus der ein saftiger Apfel wird
Und unter deinem Baum
Wachsen Glückspilze und vierblättrige Kleeblätter

Du musst keine Angst vor dem ersten Schritt haben
Die Pusteblume denkt auch nicht darüber nach
Wann und wie sie fliegt
Leicht und fröhlich machst du dich auf deinen Weg
Hör auf den Wind, der dir Lieder singt
Von Freunden und Erfahrungen

Trau dir etwas zu!
Dann wirst du bezaubernde Geschichten
Von fernen Ländern schreiben
Und ausrechnen wie viel ein Lächeln wiegt

Leseprobe aus „Verflixte Vollmacht"

Lars hatte von seinen Eltern eine Generalvollmacht und musste sie nach einem haarsträubenden, sinnlosen, teuren Kampf wieder abgeben. Der Grund? In Deutschland reicht es tatsächlich aus, dass jemand kommt und beim Notariat eine absolut haltlose Befürchtung äußert, die von ihm nicht einmal bewiesen werden muss.

Die staatliche Kontrolle erbrachte in allen Punkten einen "Freispruch", dennoch zog die Notarin die Vollmachten ein. Die Begründung? Es "könnte" ja irgendwann mal was sein. Nun ist ein wildfremder Notariatsassessor für seinen Vater zuständig. Er sorgt nicht für ihn - aber er darf das geld der Familie ausgeben, wählen gehen und nach Belieben andere Berater hinzuziehen. Lars ist als Sohn ein Nichts geworden! In der Sterbeminute des Vaters wird der Herr Assessors das Nichts und der Sohn darf wieder kommen.

Das Schlimmste ist jedoch, dass täglich Tausende diese Vorsorgevollmachten unterschreiben und nicht ahnen, wie rasch man diese wieder verlieren kann.